AF596034

CONTRIBUTION

À

L'ÉTUDE DES NÉPHRITES

CONSIDÉRATIONS ÉTIOLOGIQUES

PAR

Le Docteur A. VIGNEROT

Ancien interne des hôpitaux
Membre correspondant de la Société anatomique
Médaille de bronze de l'Assistance publique

PARIS

G. STEINHEIL, ÉDITEUR

2, RUE CASIMIR-DELAVIGNE, 2

1890

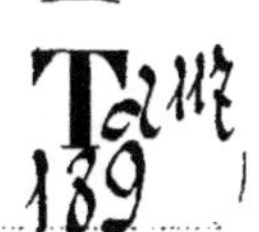

CONTRIBUTION

A

L'ÉTUDE DES NÉPHRITES

CONSIDÉRATIONS ÉTIOLOGIQUES

IMPRIMERIE LEMALE ET Cie, HAVRE

CONTRIBUTION

A

L'ÉTUDE DES NÉPHRITES

CONSIDÉRATIONS ÉTIOLOGIQUES

PAR

Le Docteur A. VIGNEROT

Ancien interne des hôpitaux
Membre correspondant de la Société anatomique
Médaille de bronze de l'Assistance publique

PARIS

G. STEINHEIL, ÉDITEUR

2, RUE CASIMIR-DELAVIGNE, 2

1890

CONTRIBUTION

A

L'ÉTUDE DES NÉPHRITES

CONSIDÉRATIONS ÉTIOLOGIQUES

AVANT-PROPOS

Pendant le cours de nos études médicales nous avons eu l'occasion d'observer un certain nombre de néphrites infectieuses; nous avons pu, dans quelques cas, assister à l'évolution de ces néphrites et les voir passer à l'état chronique sous l'influence de nouvelles poussées survenant à l'occasion de maladies intercurrentes ou de refroidissements répétés.

Un de nos maîtres, M. le Dr Armand Siredey, nous a conseillé de réunir ces observations et d'en faire le sujet de notre thèse. Nous ne saurions trop le remercier des conseils qu'il a bien voulu nous donner et de la bienveillance qu'il nous a toujours témoignée.

Arrivé au terme de nos études médicales, nous tenons à remercier nos maîtres dans les hôpitaux de leur bienveillant accueil et de leurs conseils quotidiens pendant nos années d'externat et d'internat.

Rappelons d'abord le nom de M. le professeur Trélat, si regretté de ses élèves et aux leçons duquel nous avons eu l'heureuse fortune de pouvoir assister.

Nous nous souviendrons toujours de l'enseignement que nous avons reçu de M. le professeur Hardy au début de nos études de médecine et de M. le professeur Pajot qui nous a guidé dans la pratique des accouchements.

Que MM. Joffroy, Landouzy, Segond, Dumontpallier veuillent bien recevoir ici le témoignage de notre profonde reconnaissance.

Quant à nos maîtres d'internat, MM. A. Robin, Ch. Monod, Gingeot nous ne saurions trop leur exprimer notre gratitude pour les excellentes leçons et les affectueux conseils qu'ils n'ont cessé de nous prodiguer.

Nous prions M. le professeur Brouardel de vouloir bien agréer tous nos remerciements pour l'honneur qu'il nous a fait en acceptant la présidence de notre thèse.

INTRODUCTION

Nous avons assisté au début de nos études médicales aux leçons cliniques faites à la Charité, pendant les vacances, par M. le Dr Landouzy, suppléant le professeur Hardy. Toutes les fois que nous nous trouvions en présence d'un malade entré dans le service, notre excellent maître ne manquait jamais de nous faire observer que derrière l'affection locale dont ce malade nous paraissait atteint, on arrivait toujours, par un examen un peu approfondi, à découvrir une maladie générale ayant imprégné l'organisme entier, mais s'étant manifestée d'une façon toute particulière et tout à fait apparente sur l'organe qui nous semblait, au premier abord, exclusivement touché. « Dans nos salles de médecine, disait-il, point de maladies locales, rien que des maladies générales causées soit par infection, soit par une diathèse, soit par intoxication. » C'est ainsi que chez un malade atteint d'une lésion aortique, par exemple, nous étions amenés à découvrir dans ses antécédents pathologiques des signes non douteux de la diathèse goutteuse se manifestant actuellement par des altérations vasculaires, ou bien une intoxication alcoolique encore reconnaissable à tout un cortège de symptômes, ou bien une syphilis depuis longtemps oubliée, ou bien enfin une maladie infectieuse, la fièvre typhoïde, par exemple, au cours de laquelle s'était développée une aortite aiguë qui avait évolué et qui se traduisait maintenant par de l'artério-sclérose. De même, en cherchant à reconstituer l'histoire d'une endocardite chronique et d'une lésion valvulaire, on rencontrera à l'origine, le plus souvent soit une attaque de rhumatisme articulaire aigu soit encore une maladie infectieuse depuis longtemps déjà disparue.

Guidé par ces idées doctrinales, nous nous étions souvent demandé si certaines affections rénales dont l'origine est parfois difficile à découvrir et auxquelles on assigne alors une cause un peu banale, ne pourraient pas, dans la grande majorité des cas, être rattachées, au début, à une maladie générale envahissant l'économie toute entière et disparaissant ou plutôt s'effaçant pour ne laisser des traces de son passage que sur un organe qui semblerait alors, à une époque plus ou moins éloignée, seul et primitivement atteint.

Les reins, en effet, semblent prédisposés à participer aux altérations générales de l'organisme, autant par leur structure que par les fonctions qu'ils remplissent dans l'économie.

Ces organes, on le sait, sont alimentés par des artères très grosses relativement à leur volume, émanant directement de l'aorte abdominale ; on connaît, en outre, la richesse du réseau vasculaire de la substance rénale et l'enroulement particulier des artérioles au niveau du glomérule de Malpighi. La quantité de sang qui irrigue le rein est donc considérable, de plus, la pression sanguine est plus forte au niveau du glomérule que dans le reste du système capillaire, en même temps que le cours du liquide sanguin s'y trouve ralenti. On connaît aussi le trajet compliqué des tubes urinifères depuis la capsule de Bowman jusqu'au niveau des papilles, les nombreuses flexuosités des tubuli contorti et le rôle important que joue l'épithélium qui les tapisse. Or, le rein a pour fonction d'éliminer les déchets produits dans l'organisme. Les substances toxiques introduites dans l'économie, les ptomaïnes fabriquées dans le tube digestif se trouvent en contact prolongé avec l'épithélium qui tapisse les capillaires sanguins et les tubes urinifères. En outre, au cours de toutes les maladies infectieuses, dont nous avons spécialement à nous occuper, le rein joue le rôle d'émonctoire pathologique. Il existe tout un groupe de néphrites occasionnées soit par le passage des microbes à travers les vaisseaux du rein, soit par l'élimination des produits solubles sécrétés par ces microbes ; dans l'un ou l'autre cas, l'état anatomique des cellules se trouve modifié, surtout au niveau du glomérule dont la disposition facilite, nous l'avons vu, les altérations pathologiques.

Il existe toute une classe de néphrites qui, du reste, ne rentrent pas dans le cadre de notre travail, mais qui montrent bien le rapport qu'il peut y avoir entre les altérations du rein et certaines maladies générales (diathèses ou intoxications). A un moment donné ces altérations rénales peuvent en être les seules manifestations apparentes.

Chez un malade, par exemple, sujet aux épistaxis, aux migraines dans son enfance, plus tard aux troubles dyspeptiques, à des accès d'asthme, enfin à de véritables attaques de goutte, on admettra volontiers l'existence d'une néphrite interstitielle, d'un petit rein goutteux se rattachant à sa diathèse, si vers la fin de sa carrière ce malade est atteint d'une légère albuminurie avec polyurie et d'une hypertrophie cardiaque accompagnée d'un bruit de galop. De même, en présence d'un homme atteint d'intoxication saturnine depuis plusieurs années on attribuera sans trop de difficulté à l'empoisonnement par le plomb la néphrite interstitielle dont il peut présenter les symptômes.

On admet aujourd'hui la production de néphrites infectieuses au cours des maladies microbiennes ; il paraît incontestable, d'après les observations consignées dans quelques auteurs qu'un certain nombre de ces néphrites infectieuses peut passer à l'état chronique, mais ces observations sont assez peu nombreuses.

L'étiologie d'un grand nombre de néphrites chroniques reste entourée d'obscurités et on est encore aujourd'hui tenté d'accorder une très large part au froid dans la production de ces néphrites, qui sont alors considérées comme primitives « a frigore ».

Nous signalerons dans le cours de cette thèse quelques observations personnelles de néphrites survenues au cours de maladies infectieuses, et passant à l'état chronique, nous citerons également des observations d'albuminurie d'abord persistante au cours de certaines de ces maladies, puis dans la suite intermittente et pouvant faire supposer à chaque nouvelle apparition que l'on se trouvait en présence d'une affection primitive, si l'on n'avait suivi le malade pas à pas.

La cause de ces nouvelles poussées étant toujours soit une maladie intercurrente, soit un refroidissement, nous nous sommes demandé si, dans bien des cas analogues, la cause réelle de l'affection rénale n'avait pas été méconnue et si le froid en particulier n'avait pas été trop souvent incriminé. Nous n'avons pas la prétention de vouloir démontrer que la néphrite albumineuse aiguë (à frigore), si souvent invoquée lorsque la véritable cause elle-même nous échappe, n'existe pas. Nous croyons et nous allons essayer de prouver qu'elle est peut-être beaucoup moins fréquente qu'on ne serait tenté de le croire, que dans un grand nombre de cas tout au moins, le refroidissement est bien intervenu mais n'a joué qu'un rôle tout à fait accessoire, en faisant apparaître des lésions latentes jusque-là dans un organe déjà malade et en révélant le « locus minoris resistentiæ ».

CHAPITRE PREMIER

Historique.

Les médecins de l'antiquité paraissent avoir entrevu certaines affections rénales ; ils n'ignoraient pas que l'hydropisie pût avoir sa source dans une altération des reins ou de la sécrétion urinaire, mais ces premières données sont entourées d'une très grande obscurité.

Plus tard, les théories inflammatoires sont appliquées à toutes les maladies. Blackall, dans un de ses traités, exprime l'opinion que les hydropisies avec urine coagulable sont le résultat « d'un état ou d'une disposition inflammatoire générale ». Broussais attribue la plupart des maladies à l'inflammation. « Les altérations pathologiques considérées en elle-mêmes, dit-il, dans un de ses ouvrages, sont des faits de pure curiosité et ne sont d'aucune utilité pour celui qui les étudie parce que l'inflammation est la cause de ces altérations. »

Cependant, à partir du commencement de ce siècle, les travaux d'anatomie pathologique dus à Corvisart, à Laënnec, Cruveilhier et un peu plus tard à Andral, vinrent modifier ces idées doctrinales ; on nous présente alors des altérations groupées par organes et les maladies sont classées d'après ces altérations mêmes.

C'est ainsi que nous voyons au début les affections rénales étudiées au point de vue anatomo-pathologique et considérées en tant que maladies locales, primitives.

Bright (1827) est le premier auteur dans lequel se trouve sommairement indiquée l'histoire de la néphrite albumineuse surtout dans sa forme chronique. Quant à l'étiologie de cette néphrite, elle paraît encore extrêmement vague.

Cet auteur déclare que « l'action morbide sécrétoire du rein est le résultat d'un certain nombre de causes dont l'influence s'exerce sur l'estomac et surtout sur la peau à la suite de refroidissements et dont le résultat définitif est de produire un état inflammatoire du rein lui-même ; que si cet état continue, le rein, organe sécréteur de l'urine, éprouve une altération permanente en rapport avec cette action morbide ou un dépôt qui est la conséquence de cette action ». Il rapporte quelques observations d'anasarque avec urine coagulable ayant présenté des disparitions et des retours chez des personnes qui avaient abusé de liqueurs spiritueuses.

Dans un travail postérieur publié en 1829, Christison donne une description plus complète de la maladie de Bright ; il indique l'analogie qui existe entre l'anasarque scarlatineuse et celle de la maladie de Bright. Tout porte à croire, dit-il, que dans l'espèce d'hydropisie qui suit la scarlatine, les reins sont très souvent malades et que la lésion de ces organes est la cause probable de l'épanchement hydropique. Le froid du reste est toujours incriminé comme cause de la maladie.

Anderson déclare que les causes les plus fréquentes des maladies des reins sont : 1° la suppression brusque de la transpiration ; 2° un long excitement des reins par des liqueurs spiritueuses ou les diurétiques ; puis il rapporte sans beaucoup de détails un cas d'hydropisie avec urine coagulable suite de rhumatisme.

Copland (1833), Osborne (1835) reconnaissent que l'urine contient de l'albumine dans certaines fièvres éruptives et d'autres « maladies inflammatoires ».

Ces auteurs font remarquer la coïncidence des affections rénales et des maladies du cœur; ils déclarent que les maladies du cœur et du foie ne sont pas toujours consécutives à l'affection rénale, mais bien plus souvent le résultat d'une même cause : l'abus des liqueurs spiritueuses.

En France, Rayer s'était livré depuis 1830 à des recherches spéciales sur les maladies des reins ; ces études faites à l'hôpital de la Charité attirèrent bientôt l'attention et firent naître de nombreux travaux de la part de ses élèves. Le Dr Tissot dans la première thèse soutenue sur ce sujet à l'École de médecine de Paris, cite un grand nombre d'observations recueillies dans le servicede son maître. Ces observations prises avec soin sont plus détaillées que celles publiées jusqu'alors. Le premier il signale la phtisie pulmonaire comme cause assez fréquente de l'altération rénale.

Vers la même époque Baudelocque médecin de l'hôpital des Enfants, signale de nombreux cas d'albuminurie à la suite de la scarlatine.

Puis bientôt le cercle des affections aiguës et chroniques accompagnées d'urines albumineuses s'élargit considérablement. Un des élèves de Rayer, le Dr Désir, rapporte des exemples d'albuminurie dans un cas d'inflammation de la crosse de l'aorte avec lésion des valvules sigmoïdes, dans un cas de variole hémorrhagique, dans un cas de variole confluente (dans ces observations les reins furent reconnus malades à l'autopsie), dans un cas d'endo-péricardite, dans une pleurésie survenue 6 jours après l'accouchement, dans une bronchite double terminée par gangrène du poumon à la suite d'un avortement; dans une pneumonie, dans une gastro-entérite avec ictère.

Il fait enfin remarquer que dans un grand nombre de maladies aiguës l'urine peut contenir une certaine quantité d'albumine durant plusieurs jours et que la cause en est due à une congestion rénale.

A peu près en même temps Bouillaud constate un des premiers l'apparition de l'albumine dans le rhumatisme, la fièvre typhoïde, le diabète et plusieurs maladies chroniques. Guillemin, dans une thèse soutenue à Strasbourg, rapporte un exemple de néphrite albumineuse précédée de fièvre intermittente qui après avoir été améliorée fut suivie d'une rechute.

En résumé, nous voyons peu à peu diminuer le nombre des cas dans lesquels l'affection rénale est envisagée comme locale et primitive.

Au début, l'alcool et le froid sont seuls incriminés, soit que le malade ait eu le corps trempé par la pluie, soit qu'il ait habité un lieu froid et humide. Puis peu à peu on trouve à l'autopsie de malades atteints de lésions rénales, des altérations d'autres organes sans qu'on saisisse exactement les rapports de cause à effet ; enfin nous voyons signaler à titre d'exception et d'une façon passagère l'albuminurie dans un certain nombre de maladies générales : chroniques comme la phtisie pulmonaire, aiguës comme la scarlatine, la variole et un peu plus tard la fièvre typhoïde, le rhumatisme.

« Les médecins, dit Rayer, dans son traité des maladies du rein (1840), n'ayant senti que dans ces derniers temps la nécessité d'examiner avec soin après la mort les principaux organes dans les maladies générales, il n'est pas étonnant qu'il existe si peu de documents sur l'état des reins chez les individus qui ont succombé aux fièvres éruptives ou aux maladies qu'elles entraînent quelquefois à leur suite. Dans les rougeoles, les varioles et surtout les scarlatines, l'urine contient quelquefois une certaine quantité d'albumine et, après la mort occasionnée par ces maladies, on a trouvé les reins hyperhémiés, gorgés de sang noir. »

Il signale aussi des observations de fièvre jaune, de fièvre typhoïde accompagnées de néphrite albumineuse.

Dans les affections charbonneuses, dans la morve, la septicémie, on retrouve des traces de néphrites dues à la cause première de la maladie.

« Après les fièvres intermittentes, dit cet auteur, on voit aussi parfois se déclarer des hydropisies avec urine coagulable qui dépendent de lésions rénales développées sous l'influence soit de ces fièvres, soit de conditions atmosphériques, froid et humidité, habituellement existantes dans les lieux où elles sont endémiques.

Plusieurs faits, dit-il dans un autre passage, établissent suffisamment que la néphrite albumineuse a été plusieurs fois observée chez des individus atteints d'affections rhumatismales et de rhumatisme articulaire aigu. Peut-être cette coïncidence est-elle uniquement due à ce qu'une même cause, l'action prolongée ou habituelle du froid et de l'humidité, a développé simultanément les deux affections. »

Dans deux cas d'angines pseudo-membraneuses terminées par la mort, Rayer signale la présence d'une grande quantité d'albumine. La pneumonie et la pleurésie ne sont citées que comme conséquence de la néphrite albumineuse, cependant dans quelques observations il note la coïncidence d'une affection rénale et pulmonaire à la suite de l'impression brusque du froid.

Deux observations rapportent des cas de néphrite albumineuse aiguë à la période ultime de la phtisie pulmonaire. Quant à la néphrite chronique, elle est fréquemment signalée. « Les auteurs, dit Rayer, qui ont écrit dans ces derniers temps sur la phtisie pulmonaire et ses complications n'ont point fait mention de l'hydropisie avec urine coagulable qui survient quelquefois dans son cours ni des lésions rénales dont cette hydropisie est le principal symptôme. Cependant le développement de la néphrite albumineuse chronique dans une période plus ou moins avancée de la phtisie pulmonaire est un des accidents les plus graves de cette maladie. »

Les maladies du foie, les cirrhoses en particulier, sont également considérées comme pouvant s'accompagner d'albumine dans les urines et « dans ce cas elles semblent résulter de l'abus des liqueurs spiritueuses ». Chez des malades atteints d'affections cardiaques, de lésions mitrales en particulier, la présence d'une légère quantité d'albumine dans les urines est fréquemment constatée.

Le syphilis est considérée par Rayer comme pouvant donner lieu à des altérations rénales.

« J'ai vu des cas, dit-il, où l'influence de la syphilis m'a paru si frappante que je n'ai pas hésité à attribuer, au moins en grande partie, le développement de la maladie des reins à la cachexie vénérienne.

« Il est rare, dit le même auteur, que l'inflammation aiguë de l'urèthre se propage aux reins, cependant j'ai vu plusieurs cas d'extension de la blennorrhagie à la vessie, aux uretères et aux reins. De plus, les malades affectés de blennorrhagie chronique sont facilement atteints de néphrite par suite du froid et de l'humidité. »

Les maladies de l'appareil cérébro-spinal sont considérées par Rayer comme pouvant donner lieu à des altérations rénales, mais d'une façon tout à fait indirecte ; à la suite de paralysies, ou de paraplégies, l'urine s'accumule dans la vessie dont elle n'est expulsée qu'incomplètement et sa rétention occasionne l'inflammation rénale.

Chez des malades goutteux depuis de longues années il signale *l'existence de la polyurie et la présence de l'albumine dans les urines*; il avoue du reste méconnaître entièrement l'origine de cette albuminurie d'ailleurs fort rare; « peut-être pourrait-on même, dit-il, attribuer la présence de l'albumine aussi *bien à l'abus des liqueurs* spiritueuses ou à une maladie de cœur concomitante, qu'à la goutte elle-même ».

Nous ne pouvons signaler tous les travaux plus récents publiés sur les maladies des reins. Nous ne ferons que citer quelques noms en indiquant surtout les opinions relatives à la fréquence de la néphrite primitive « a frigore ».

Dans les *Archiv. génér. de méd.* (1863) M. Ollivier publie des cas de néphrites consécutives à l'intoxication saturnine.

M. le professeur Cornil, dans sa thèse d'agrégation (1869), signale le froid comme la cause la plus fréquente de la néphrite albumineuse surtout dans sa forme grave et rapide.

La fièvre typhoïde, la scarlatine, la rougeole, la variole, la diphtérie, l'érysipèle, la pneumonie, le choléra, le typhus, la fièvre jaune, la méningite cérébro-spinale, la suette, la pyohémie, la fièvre intermittente, en somme toutes les maladies infectieuses sont considérées comme pouvant donner lieu à de l'albuminurie par suite des congestions rénales en même temps que par les modifications du sang qu'elles entraînent.

MM. Legroux et Hanot (1876), Hardy (1877) signalent une variété de fièvre typhoïde à forme rénale grave par l'intensité des symptômes dus à l'altération du rein.

M. Lancereaux observe des néphrites dans le rhumatisme articulaire aigu et signale la fréquence de la néphrite interstitielle dans l'athérome généralisé.

Dans le traité des maladies des reins de M. Lecorché (1875) nous voyons émettre l'opinion que la néphrite primitive paraît être beaucoup moins fréquente que la néphrite secondaire. « Nous ne sommes pas éloignés de croire, dit cet auteur, que le moment est proche où l'on verra diminuer encore le nombre des néphrites spontanées ou primitives, des néphrites dites « a frigore » et où l'on n'aura presque plus à décrire que des néphrites secondaires relevant d'une maladie antérieure ou d'une intoxication.

Lorsqu'on veut remonter à la cause première d'une maladie de Bright, dit M. Rendu dans sa thèse d'agrégation (1878), il est fort *rare qu'on obtienne des renseignements circonstanciés, précisément* parce que le mal s'est implanté sourdement et ne s'est annoncé par aucun phénomène caractéristique. Aussi se trouve-t-on réduit la plupart du temps à des probabilités étiologiques, sans pouvoir constater avec certitude l'origine de l'affection rénale. Cependant dans certains cas le refroidissement semble jouer un rôle incontestable dans la pathogénie des néphrites sans qu'on soit encore bien fixé sur la fréquence de cette condition étiologique et surtout sur le mécanisme de son action.

En 1881, M. le professeur Bouchard décrit tout un groupe de néphrites secondaires, infectieuses, dues à l'élimination par les reins de microbes propres à chacune des maladies infectieuses. Ces microbes s'arrêtent dans les vaisseaux du rein, s'y multiplient, s'y accumulent, modifient l'état anatomique des cellules et peuvent apparaître dans l'urine.

Il cite ainsi un grand nombre de maladies infectieuses pouvant donner lieu à des néphrites : la fièvre typhoïde, puerpérale, herpétique, la rougeole, l'érysipèle de la face, l'angioleucyte érysipélateuse, l'ostéomyélite, l'amygdalite aiguë infectieuse, le pseudo-rhumatisme, la typhlite ulcéreuse, la dysenterie, l'angine diphtéritique, la phtisie pulmonaire, la rage, les oreillons.

Bien des présomptions, ajoute M. le professeur Bouchard, autorisent à penser que pareille démonstration pourra être donnée dans bien d'autres maladies infectieuses, telles que la syphilis par exemple.

Des observations ayant trait à la scarlatine, à la variole, à l'endocardite ulcéreuse (Netter), à la méningite cérébro-spinale (Gaucher) ont montré des néphrites infectieuses avec les caractères indiqués précédemment.

M. Gaucher (thèse d'agrégation sur la *Pathogénie des néphrites*, 1886) dans la classification qu'il nous donne, laisse une place singulièrement restreinte aux néphrites primitives dues à l'action du froid dont on a beaucoup abusé, nous dit-il, dans l'étiologie d'un grand nombre de maladies. « Dans les états infectieux, dans les empoisonnements, dans les diathèses et dans les cachexies, dans toutes les circonstances enfin qui apportent une modification quelconque à la crase du sang, le rein peut prendre sa part de l'altération générale de l'organisme. » Nous signalerons en terminant tout un groupe de néphrites infectieuses citées par M. Gaucher : les néphrites infectieuses primitives. Il s'agit dans ces cas d'infections dont l'origine échappe et qui ne sont pas encore classées dans le cadre nosologique. Cliniquement ces néphrites sont caractérisées par les symptômes généraux des maladies infectieuses, par de l'albuminurie, par une diminution considérable de la sécrétion urinaire, et souvent le malade meurt d'urémie. Les vaisseaux du rein sont encombrés de bactéries ; ce sont là des infections généralisées avec localisation prédominante sur le rein et il est possible, ajoute M. Gaucher, que certaines de ces néphrites parenchymateuses aiguës dont l'étiologie est si mal connue, soient des néphrites infectieuses semblables.

« Les faits de néphrite aiguë survenue à la suite d'un refroidissement violent sont loin d'être rares, dit M. Labadie-Lagrave dans son traité des maladies des reins. Tous les auteurs mentionnent le froid parmi les causes de cette maladie. Mais il faut reconnaître aussi que très souvent le refroidissement n'est indiqué que parce que la véritable étiologie de l'affection rénale nous échappe. Ce que nous venons de dire de la néphrite aiguë s'applique également à la néphrite parenchymateuse chronique. »

Pour M. Labadie-Lagrave l'action du froid ne semble donc nullement démontrée comme cause de ce qu'on appelle communément « néphrite a frigore ».

Nous trouvons la même opinion exprimée au sujet du refroidissement dans le traité de l'albuminurie et du mal de Bright de MM. Lecorché et Talamon : « Aucune influence, disent-ils, n'est plus complètement admise par la plupart des auteurs dans l'étiologie du mal de Bright chronique, que celle du froid humide s'exerçant d'une manière prolongée et répétée sur la surface cutanée. Mais nous n'hésitons pas à avancer qu'il n'existe pas une seule observation probante où l'action du froid humide puisse être seule incriminée comme cause unique d'une néphrite brightique chronique ».

CHAPITRE II

Dans le chapitre précédent, en faisant rapidement l'historique des maladies des reins au point de vue étiologique, nous avons essayé de montrer que le nombre des maladies générales pouvant s'accompagner d'albuminurie et de néphrite allait sans cesse croissant, laissant ainsi une place de moins en moins grande à la néphrite primitive, « a frigore. » Nous allons prouver dans la deuxième partie de notre sujet, qu'un grand nombre de ces maladies générales peuvent donner lieu à une albuminurie persistante, à de véritables néphrites chroniques.

Nous laisserons de côté certaines intoxications comme le saturnisme, l'alcoolisme, certaines diathèses comme l'arthritisme qui produisent si fréquemment des néphrites interstitielles et dont personne aujourd'hui ne conteste l'action. Nous choisirons nos exemples parmi les maladies infectieuses.

Avant d'aborder cette seconde partie nous dirons quelques mots de la pathogénie et de l'anatomie pathologique des néphrites infectieuses.

I. — Pathogénie et anatomie pathologique des néphrites infectieuses.

Dans les autopsies, disent MM. Cornil et Babès, on trouve parfois dans les vaisseaux du rein des bactéries qui sont vraisemblablement développées pendant les 24 heures qui séparent le moment de la mort de celui où l'ouverture des cadavres a lieu. Mais alors les vaisseaux ne sont pas dilatés et on n'observe ni dans leur voisinage immédiat, ni dans leur territoire nutritif des lésions appréciables, tandis que lorsque le dépôt des bactéries a lieu pendant la vie il existe presque constamment des congestions, des ecchymoses, des lésions très manifestes du tissu conjonctif et des cellules épithéliales, des inflammations consécutives à l'action des bactéries.

La forte pression sanguine au niveau des artérioles rénales, le ralentissement du cours du sang au niveau du glomérule sont autant de causes prédisposantes à l'accumulation des bactéries à ce niveau. A un moment donné le filtre rénal peut être envahi par une grande quantité de micro-organismes qui, ne pouvant être assez vite éliminés, remplissent alors ses vaisseaux, son parenchyme et produisent des altérations plus ou moins graves.

L'urine ne renferme pas de micro-organismes à l'état normal. Nous avons vu que M. le professeur Bouchard avait signalé au cours d'un grand nombre de maladies infectieuses, de la fièvre typhoïde en particulier, la présence de bactéries dans l'urine. Ces bactéries avaient pu également à l'autopsie être retrouvées dans le tissu rénal. « On conçoit, dit M. Bouchard, que les microbes puissent s'arrêter dans les vaisseaux du rein, s'y multiplier, s'y accumuler et modifier l'état anatomique des cellules soit par ischémie, soit par congestion collatérale, soit enfin par traumatisme direct, et que dans ce dernier cas, les microbes apparaissent dans les urines. Cette découverte se trouve du reste confirmée par les expériences d'un certain nombre d'auteurs. Conheim injectant dans le sang d'animaux diverses espèces de schizomycètes a pu les retrouver ensuite dans l'urine.

Cornil et Berlioz ont étudié les conditions de passage dans le rein des bacilles de l'infusion du jéquirity, l'urine recueillie contient rapidement des bactéries. Il en est de même pour le charbon. Enfin M. Charrin inoculant le bacille pyocyanique dans les veines d'un lapin constate également la présence du même bacille dans les urines.

Les bactéries contenues dans les vaisseaux du rein ne paraissent pouvoir passer dans les urines qu'à la faveur de lésions rénales manifestes comme les ecchymoses, les ruptures vasculaires ou les inflammations plus ou moins intenses du parenchyme rénal. On peut admettre que ces altérations sont dues à la présence même des micro-organismes accumulés dans le rein, mais on peut admettre aussi que ce sont les produits solubles sécrétés par ces micro-organismes qui viennent altérer le rein et permettre ensuite leur passage.

Il existe du reste des maladies infectieuses dans lesquelles le sang ne contient pas de bactéries, telle est la diphtérie par exemple. La cause de la diphtérie est le bacille de Lœffler, or ce bacille ne se trouve ni dans le sang ni dans le rein et cependant il détermine une néphrite infectieuse grâce aux poisons qu'il sécrète. MM. Roux et Yersin ont reproduit avec le seul poison, sans bacilles, tous les symptômes de l'intoxication diphtéritique, y compris la néphrite.

Bien qu'on ne connaisse pas encore les microbes pathogènes de toutes les maladies infectieuses, des fièvres éruptives en particulier, on semble admettre que les néphrites survenues au cours de ces maladies sont produites par le microbe même qui a déterminé la maladie.

M. Hutinel (*Bulletin médical*, 1890) émet l'opinion que les complications des maladies infectieuses, et il a surtout en vue la scarlatine, sont dues, non pas à des microbes bien déterminés pour chaque maladie, mais à des microbes qui n'ont rien de spécifique. Il cite des exemples de néphrite scarlatineuse où l'examen bactériologique a révélé la présence d'un streptocoque fort analogue sinon identique au streptocoque pyogène de Rosenbach. Or ce micro-organisme se trouve habituellement dans le pharynx dès le début de la maladie et il joue un rôle dans la genèse des inflammations qui siègent dans cette cavité ; il est probable que c'est à la faveur de ces inflammations qu'il pénètre dans l'économie.

On pourrait objecter à cette opinion que les microbes des fièvres éruptives et les produits solubles qu'ils sécrètent n'étant pas encore connus on ne saurait affirmer que les complications qui nous intéressent, c'est-à-dire les néphrites, soient bien réellement et exclusivement dues à des microbes n'ayant rien ou plutôt ne paraissant rien avoir de spécifique. Il existe au contraire des exemples de néphrites infectieuses certainement produites par des microbes spécifiques, nous citerons les néphrites de maladies qu'on a pu reproduire expérimentalement, telles que la maladie pyocyanique, la diphtérie, etc.

Dans tous les cas, même en admettant l'opinion de M. Hutinel, les néphrites survenues à l'occasion d'une maladie infectieuse telle que la scarlatine devraient toujours être considérées comme des néphrites infectieuses et seraient par conséquent susceptibles de subir l'évolution que nous avons observée pour un certain nombre d'entre elles.

Nous étudierons brièvement les lésions produites dans le rein par les maladies infectieuses.

Lorsque la néphrite est récente, le rein paraît habituellement à l'œil ou volumineux, congestionné. La capsule se détache facilement, la surface de l'organe est lisse, marbrée.

A la coupe la substance corticale se montre tuméfiée, épaissie, jaunâtre, traversée de stries rouges (vaisseaux interlobulaires et parsemée de points rouges (glomérules).

Lorsqu'il existe des microbes, c'est surtout dans la cavité des vaisseaux, dans les capillaires, les anses glomérulaires qu'on les voit accumulés : on en retrouve parfois dans le tissu interstitiel, plus rarement dans l'intérieur des canalicules ou dans le protoplasma des cellules.

Les glomérules de Malpighi sont toujours altérés. Les cellules de revêtement de la capsule de Bowman deviennent saillantes et se desquament ; les capillaires du glomérule sont dilatés, l'endothélium vasculaire se tuméfie, les noyaux deviennent apparents : dans la couche protoplasmique périvasculaire on observe une multiplication des noyaux. A l'intérieur de la capsule s'épanche un exsudat albumineux contenant des globules blancs et des globules rouges passés par diapédèse : ces globules rouges sont parfois assez nombreux pour former une hémorrhagie glomérulaire.

Sous l'influence de l'exsudat intracapsulaire le bouquet vasculaire peut être aplati contre la paroi et si cet exsudat est très abondant il peut passer dans les tubes contournés, les distendre et même les rompre.

Au bout d'un certain temps les anses vasculaires peuvent subir un commencement de transformation conjonctive, la capsule s'épaissit, le glomérule tend à devenir fibreux.

Les artérioles voisines sont souvent le siège de périartérite et d'endartérite.

Les tubes collecteurs et les tubes droits présentent un gonflement, une multiplication et une desquamation de leurs cellules cylindriques et cubiques. Ces tubes sont encombrés par les cellules desquamées et les cylindres venus de plus haut.

Les tubes contournés et les branches montantes de Henle sont également le siège d'altérations. L'épithélium d'Heidenhain est trouble, gonflé, granuleux, les noyaux subissent une multiplication. M. le professeur Cornil a vu que les cellules épithéliales des tubes contournés présentaient dans leur protoplasma des cavités plus ou moins volumineuses contenant des granulations et des boules de substance protéique. Ces canalicules sont dilatés, opaques et remplis par un exsudat renfermant ces boules de substance protéique, du sérum coagulé, des fragments de cellules, des hématies et des leucocytes.

Dans les espaces interstitiels existe de l'œdème avec un certain degré d'infiltration de leucocytes.

Toutes ces lésions se rapportent à un processus inflammatoire.

Les lésions du tissu conjonctif paraissent très peu accusées au début. Les altérations vraies du tissu conjonctif ne surviennent que plus tard si la néphrite tend à devenir permanente.

Les lésions que nous venons de signaler peuvent disparaître sans laisser aucune trace, mais elles peuvent aussi passer à l'état chronique et constituer des néphrites durables, ainsi que la clinique nous le montrera plus loin, et c'est par nuance insensible que la néphrite passagère s'achemine vers la néphrite permanente.

Les éléments épithéliaux qui, dans les cas de guérison, peuvent revenir à leur état normal peuvent dans les cas contraires subir graduellement une transformation graisseuse. Les altérations du tissu conjonctif qui ont comme point de départ l'inflammation glomérulaire peuvent rayonner autour des vaisseaux sanguins et des tubes urinifères. Le glomérule peut devenir fibreux, la paroi amorphe des tubes urinifères s'épaissit, les artérioles présentent de la périartérite et de l'endartérite qui peut être oblitérante. Enfin des granulations graisseuses peuvent se montrer dans les glomérules devenus fibreux, dans le tissu conjonctif intertubulaire et dans les faisceaux conjonctifs de la capsule d'enveloppe du rein. La prédominance de l'une de ces diverses lésions peut amener les différences de forme et de coloration qu'on retrouve dans les reins atteints de néphrite chronique.

II. — Du passage à l'état chronique des néphrites aiguës survenant dans le cours de maladies infectieuses.

Avant de citer nos observations nous ferons d'abord connaître l'opinion de quelques auteurs relativement au passage à l'état chronique de néphrites survenues au cours de maladies infectieuses.

La durée moyenne des néphrites infectieuses, dit M. le professeur Bouchard (*Revue de médecine* 1881) est de 3 à 8 jours, parfois les lésions des reins sont profondes et peuvent amener la mort par accidents urémiques (obs. d'Hanot et Petit), mais, en général, les malades guérissent, les symptômes au moins disparaissent. Toutefois il faut se demander si ces guérisons sont absolument complètes et définitives et si, à plus ou moins longue échéance, ces néphrites ne peuvent se réveiller, si, en un mot, certaines néphrites infectieuses aiguës ne peuvent devenir le point de départ de tant de néphrites chroniques dont l'étiologie est si fréquemment entourée d'obscurité. « En tous cas, dit M. Bouchard, quatre fois : dans un cas de fièvre puerpérale, dans un fait de pseudo-rhumatisme, dans un fait de maladie infectieuse à symptomatologie mal définie, enfin dans un cas de bronchite purulente, nous avons assisté au passage à l'état chronique d'une néphrite qui s'était développée avec tous les caractères de la néphrite infectieuse aiguë. Il y a dans cette affinité des maladies infectieuses pour le rein un grand fait de pathologie générale qui pourrait prétendre à la portée et à la constance des affinités du rhumatisme pour le cœur ». M. Landouzy a exprimé la même idée sous la forme suivante « les complications rénales, a-t-il-dit, sont aux maladies infectieuses ce que l'endocardite est au rhumatisme » et par là il voulait aussi certainement faire entendre que des maladies infectieuses disparues et oubliées depuis longtemps ont cependant laissé du côté du rein des traces de leur passage qui ne se révéleront que quelques années plus tard, au même titre que les lésions valvulaires chroniques imputables à un rhumatisme articulaire aigu.

Citons enfin l'opinion de M. le professeur Dieulafoy : « les néphrites aiguës infectieuses se terminent de différentes façons ; les unes à la suite d'un traitement bien dirigé guérissent complètement, les autres n'ont que l'apparence de la guérison, c'est le feu qui couve sous la cendre, quelques symptômes en apparence insignifiants prouvent que le processus n'est pas complètement éteint jusqu'au jour où la néphrite se réveille pour aboutir à l'état chronique, d'autres enfin n'ont même pas l'apparence de la guérison et passent par transition insensible de l'état aigu à l'état subaigu et chronique ».

A. — Scarlatine

A la suite de la scarlatine, dit Rayer, l'affection des reins et l'hydropisie, qui en est un des principaux symptômes, peuvent affecter une marche aiguë ou chronique. Dans quelques cas rares la maladie ne disparaît pas, l'urine reste plus ou moins albumineuse quoique l'hydropisie ait beaucoup diminué ou même cessé complètement et, après un temps plus ou moins long, la néphrite albumineuse chronique accompagnée de ses symptômes secondaires les plus ordinaires, emporte les malades. Alors on trouve les reins ayant l'aspect des reins des sujets qui ont succombé à la néphrite albumineuse chronique développée sous l'influence du froid et de l'humidité. Les enfants, ajoute-t-il, sont plus souvent atteints que les adultes et il cite un certain nombre d'observations. Nous en rapporterons une brièvement.

Obs. — Françoise, 27 ans. Pas de maladies antérieures. Habite Paris depuis 2 ans. Devient enceinte. Accouchement normal, 27 juin. 40 jours après, scarlatine. Urine albumineuse. Œdème.

15 août. Albumine assez considérable, plus d'œdème ni d'ascite.

10 septembre. Quitte l'hôpital guérie de la scarlatine ; urines encore albumineuses.

Le 25. Revient à la consultation, santé bonne. Urines albumineuses.

Un mois après cette malade est atteinte de varicelle. L'albumine persiste dans l'urine mais cependant en moins grande quantité.

La varicelle une fois guérie l'albumine réapparaît aussi abondante qu'auparavant et quand la malade quitte l'hôpital les urines renferment une aussi grande quantité d'albumine qu'autrefois.

M. Cadet de Gassicourt (*Leçons cliniques sur les maladies de l'enfance*) admet le passage de la néphrite scarlatineuse à l'état chronique. « La complication rénale, dit-il, peut aller depuis la simple congestion jusqu'à la néphrite chronique », et plus loin : « lorsque les néphrites scarlatineuses passent à l'état chronique elles suivent les lois de toutes les autres néphrites parenchymateuses ».

Voici une observation signalant une albuminurie persistant longtemps après la disparition de la scarlatine.

Enfant de 8 ans, début de la scarlatine 22 février. 14 mars. Le malade sort de l'hôpital emmené par ses parents en pleine desquamation.

Le 16. Albuminurie et œdème généralisé.

Le 29. Accidents urémiques (vomissements, délire), il rentre à l'hôpital.

4 avril, l'état du malade s'améliore, l'albumine diminue.

Le 26. Vomissements ; 0,25 centigr. d'albumine, température normale.

9 mai. Température 41°, vomissements, début de varioloïde, délire extrême, albumine 0,75 centigr.

Le 10. Délire disparu, albumine, 0,50 centigr. Depuis lors l'état du malade va en s'améliorant.

Le 16. L'albumine disparait.

Nous voyons dans cette observation l'albuminurie persister deux mois, subir une recrudescence pendant une maladie intercurrente (la varioloïde) ; le malade quitte l'hôpital en bon état, mais il est soustrait à l'observation et on ignore si son histoire pathologique est à ce moment terminée.

MM. Picot et d'Espine dans leur *Traité des maladies de l'enfance*, signalent l'albuminurie scarlatineuse comme pouvant devenir l'origine d'un mal de Bright chronique.

Dans sa thèse d'agrégation, 1878, M. Rendu nous montre, à propos des néphrites chroniques, qu'il s'en faut de beaucoup que nous possédions sur la genèse de ces états morbides des données aussi précises que sur les désordres qu'ils déterminent. Toutefois, la scarlatine lui semble mériter une place à part dans l'étiologie des néphrites chroniques. Cliniquement, dit-il, il est incontestable qu'elle laisse après elle des lésions qui constituent de véritables maladies de Bright pouvant évoluer tantôt rapidement tantôt avec les allures de la chronicité. On ne saurait méconnaitre, dit-il, dans un autre passage, l'affinité qui relie entre elles toutes les albuminuries persistantes à la suite des maladies infectieuses.

M. Bouchard, dans son étude sur les néphrites infectieuses (*Revue de médecine*, 1881) paraît admettre le passage de la néphrite scarlatineuse à l'état chronique. Par quel procédé, dit-il, se fait ce passage de l'état aigu à l'état chronique, c'est ce qu'il est difficile d'affirmer. Serait-ce par la persistance de la cause, par une manière d'infection latente, serait-ce par un travail de sclérose consécutive? Cette dernière interprétation semble de mise pour les néphrites lointaines de la scarlatine. En tous cas, si la physiologie pathologique de cette transformation des néphrites aiguës en néphrites chroniques nous échappe, le fait doit être recueilli comme devant jeter des lueurs sur l'étiologie des maladies chroniques des reins.

M. Sanné, dans son article du *Dictionnaire encyclopédique*, nous montre l'albuminurie de la scarlatine comme étant généralement passagère. Au bout d'un temps qui varie de 15 jours à trois semaines, elle disparaît et l'anasarque avec elle. Des cas assez nombreux viennent se placer en deçà ou au delà de cette limite, quelquefois la durée est de 3 à 4 jours, parfois elle atteint 50 jours.

Dans ces derniers cas, la lésion rénale est bien près de passer à l'état chronique ; cette terminaison doit compter parmi les éventualités menaçantes de la scarlatine ; on a alors affaire à un mal de Bright chronique qui mène fatalement le malade à la mort. Quelquefois la guérison n'est qu'apparente, l'albumine reparaît dans les urines au bout de peu de temps.

La fréquence de la néphrite scarlatineuse, dit M. Gaucher dans sa thèse d'agrégation, 1886, est très variable suivant les épidémies ; ce qui montre qu'elle est imputable à l'infection et non à l'action du froid. Elle se montre plus souvent chez l'enfant. Wiederhofer, à Vienne, aurait trouvé 31 cas de mal de Bright consécutifs à la néphrite scarlatineuse. Dans un autre chapitre, à propos du mal de Bright, M. Gaucher écrit que dans quelques circonstances ces lésions paraissent n'être que le reliquat d'une maladie infectieuse antérieure soit que la néphrite aiguë passe peu à peu à l'état chronique par une sorte d'infection rénale latente soit que l'agent infectieux détermine par lui-même et par sa persistance dans l'économie au bout d'un temps plus ou moins long une irritation du rein ou qu'il engendre secondairement des altérations humorales capables de produire une néphrite à évolution chronique. Le premier processus pathologique, dit-il, semble réalisé dans certains cas de scarlatine.

M. le professeur Potain (*Semaine médicale*, nov. 1887) cite le cas d'un malade, âgé de quarante ans, atteint de néphrite chronique avec œdème et hypertrophie cardiaque considérable. Cet homme avait eu, à l'âge de dix-neuf ans, une néphrite post-scarlatineuse avec anasarque généralisée. Bien portant auparavant, c'est à partir de cette époque qu'il éprouva d'une façon presque constante des malaises, de l'oppression, de la céphalalgie. « Cette chaîne ininterrompue d'accidents pathologiques, ajoute M. Potain, semble permettre d'établir une relation étiologique certaine entre une scarlatine, contractée à l'âge de dix-neuf ans et des manifestations brightiques à l'âge de quarante ans. »

« Quand on voit, disent MM. Lecorché et Talamon, un jeune homme présenter dans la convalescence d'une scarlatine tous les phénomènes du mal de Bright, ces phénomènes s'amender pendant quelques semaines, reparaître à l'occasion d'une fatigue, s'amender de nouveau par le repos pour s'établir enfin définitivement, après plusieurs alternatives d'aggravation et d'amélioration et constituer au bout de deux ans un mal de Bright chronique avec polyurie et hypertrophie du cœur, il ne nous paraît pas possible d'interpréter de deux manières la filiation des accidents et de refuser de voir dans la néphrite aiguë post-scarlatineuse la cause du mal de Bright constaté deux ans après. Et quand on trouve dans les antécédents d'un sujet mort avec des reins petits et atrophiés une scarlatine suivie de phénomènes brightiques et d'anasarque, il nous paraît juste de rapporter à cette scarlatine, en l'absence de toute autre cause appréciable, l'atrophie rénale. »

Nous citerons, en terminant, le résumé de quelques observations publiées dans le traité de MM. Lecorché et Talamon montrant le passage à l'état chronique de néphrites survenues à la suite de la scarlatine,

Obs. — H..., 25 ans, entré le 4 juin 1886 à l'hôpital. Bonne santé antérieure. En juin 1884 scarlatine ; sort de l'hôpital le 22e jour, pas d'albumine dans les urines.

Six jours après la sortie, violent refroidissement, anasarque généralisée ; il rentre à St-Antoine, urines rares sanguinolentes contenant 5 gr. d'albumine par litre.

Quatre mois après, accidents urémiques, 10 gr. d'albumine.

En janvier 1885, il sort de l'hôpital, 3 gr. d'albumine. Il reprend son travail mais de temps en temps épistaxis, œdème des jambes ou de la face.

Ces symptômes s'aggravant, il entre en août 1885 à l'hôpital Laënnec 5 gr. d'albumine.

En septembre, nouvelle poussée aiguë.

En mars 1886, troisième poussée aiguë.

Il sort le 19 avril 1886, 3 gr. d'albumine, il reprend son travail, mais il ne peut faire de grands efforts sans ressentir des battements de cœur, des maux de tête. Les troubles visuels sont très prononcés.

État actuel. — Homme amaigri, pâleur mate des téguments, anasarque molle, généralisée; céphalalgie, bourdonnements d'oreille, troubles de la vue, cœur légèrement hypertrophié, souffle doux à la pointe au premier temps. Albumine, 5 gr.

Il reste dans le service jusqu'au 12 juillet. L'anasarque disparait par le repos.

Obs. — Homme de 32 ans, commerçant; scarlatine à l'âge de 6 ans. Aucune autre maladie, pas de syphilis, pas d'alcoolisme, pas de goutte ni de rhumatisme. Jusqu'à 30 ans, pas de trouble morbide. A ce moment : oppression, œdème des jambes, hémoptysies, albumine dans les urines.

Actuellement, teinte pâle grisâtre, oppression, œdème des jambes. Cœur énorme, bruit de galop. 13 grammes d'albumine par litre.

Obs. — Femme de 65 ans, entrée à la maison Dubois en juillet 1887. Dix enfants. A la sixième grossesse, à 35 ans, scarlatine grave. Les quatre grossesses suivantes normales, sans œdème. Quinze ans après sa scarlatine, palpitations, oppression, pieds enflés.

Depuis deux mois œdème plus considérable.

État actuel. — Œdème des membres inférieurs. Figure grisâtre, terreuse. Air égaré, agitation. Cœur hypertrophié. Battements reguliers, pas de souffle. Albumine, 3 à 4 grammes par litre.

Les jours suivants agitation, oppression, pupilles rétrécies.

Sous l'influence du traitement, polyurie, œdème diminue, plus d'insomnie Albumine, 1 gramme.

La malade sort au commencement d'août, conservant œdème des jambes Albumine 0,50 centigrammes.

B. — Variole

La présence de l'albuminurie dans le cours de la variole a été signalée ainsi que dans toutes les fièvres éruptives. MM. Balzer et Dubreuilh dans leur article du Dictionnaire Jaccoud admettent le passage des néphrites aiguës varioliques à l'état chronique. Pendant l'éruption, disent-ils, on peut observer une albuminurie passagère, mais cela fait partie de la symptomatologie, c'est l'indice d'une néphrite aiguë passagère. Il n'en est plus de même de l'albuminurie survenant pendant la période de dessiccation ou même plus tard. Le début est souvent brusque ; les urines sont rares, parfois sanglantes, fortement albumineuses ; il existe de la fièvre, des douleurs lombaires, de la céphalalgie, de l'anasarque : ces néphrites aiguës peuvent se terminer par la guérison complète, elles peuvent amener la mort par urémie, enfin elles peuvent passer à l'état chronique. Cette dernière évolution serait même assez fréquente d'après Gemmel qui, sur vingt cas de néphrite consécutive à la variole, a observé trois guérisons, quatre morts et treize fois le passage à l'état chronique. Pendant la convalescence on peut voir survenir des albuminuries passagères sous l'influence d'une complication inflammatoire quelconque.

Widerhofer indique 3 cas de mal de Brigth sur 46 comme dus à la variole.

Nous trouvons signalés dans la thèse de M. Barthélemy, 1880 (Recherches sur la variole) deux cas d'albuminurie persistante. Voici le résumé d'une des observations.

Obs. — F..., 40 ans. Variole cohérente. Le douzième jour pendant la suppuration on note la présence d'une quantité minime d'albumine dans l'urine. Le dix-huitième jour, anasarque. Albuminurie abondante (février 1879).

Dix jours après, accidents urémiques.

Au mois de mai nouvelle attaque d'urémie.

Au mois de décembre 1879, l'albuminurie était diminuée mais la malade était sujette à des vertiges, à des œdèmes passagers, le teint était extrêmement pâle.

Nous citerons encore une observation tirée de la thèse de doctorat de M. Gilles, 1886.

Obs. — M. G..., étudiant, 26 ans. Aucune maladie antérieure. Variole à l'âge de 17 ans, ayant laissé de nombreuses cicatrices. A la suite, albuminurie qui persiste encore aujourd'hui, avec une abondance variable. M. G... est d'ailleurs assez bien portant bien qu'un peu pâle. Il présente seulement de temps en temps des troubles de la vue qui ne durent pas et des maux de tête, parfois il est pris de vertiges semblables à des vertiges épileptiques qui se montrent surtout quand l'albuminurie est abondante.

Même à la suite de la varicelle, maladie bénigne, des observations de néphrite aiguë ont été publiées par Henoch (Berlin, 1884).

C. — Rougeole

La rougeole au même titre que les autres fièvres éruptives peut présenter de l'albuminurie au cours de son évolution.

Rayer signalait la néphrite albumineuse comme très rare dans cette maladie MM. d'Espine et Picot ont cependant rencontré cette néphrite albumineuse, mais beaucoup moins communément qu'après la scarlatine. Les hydropisies, dit M. Sanné dans son article du dictionnaire Dechambre, sont rares après la rougeole ; l'hydropisie liée à l'albuminurie reconnaît pour cause une néphrite. Cette forme est grave, les malades succombent aux accidents cérébraux, à des pneumonies, des pleurésies. Quand la guérison peut être obtenue la durée de l'albuminurie est cependant assez longue, elle peut aller jusqu'à 66 jours.

Le Dr Kassowitz de Vienne cite 2 cas d'anasarques consécutives à la rougeole dues à une néphrite.

M. Gaucher dans sa thèse d'agregation admet dans quelques circonstances le passage à l'état chronique : « En dehors de l'albuminurie transitoire, dit-il, on a signalé exceptionnellement une albuminurie tardive, persistante, survenant particulièrement dans la convalescence. D'après Barthez, cette albuminurie serait liée à une néphrite car quelques sujets ont succombé dans le coma urémique. Dans un cas de Wagner l'examen histologique montra une tuméfaction trouble et une dégénérescence des épithéliums du rein. » La fréquence de l'albuminurie semble du reste variable suivant les épidémies.

D. — Fièvre typhoïde

La présence de l'albuminurie est un symptôme presque constant de la fièvre typhoïde et peut contribuer même, dans certains cas, à affermir un diagnostic hésitant, mais cette albuminurie n'est habituellement ni grave ni durable. Cependant quelquefois la néphrite est tellement accentuée, l'albuminurie si intense que la fièvre typhoïde est modifiée dans son évolution, des accidents urémiques peuvent survenir et les manifestations rénales deviennent une redoutable complication. MM. Legroux et Hanot (*Arch. de médecine*, 1876) ont signalé cette variété de fièvre typhoïde à forme rénale et ils ont rapporté 5 observations de stéatose rénale à l'autopsie. Cette lésion rénale peut-elle se réparer complètement, peut-elle devenir le point de départ d'une affection chronique des reins ? La plupart des auteurs se posent la question sans la résoudre.

M. Hardy (*Union médicale*, 1877) a insisté également sur cette variété de fièvre continue. « Le malade, dit-il, peut guérir de sa fièvre typhoïde, mais il est à craindre, comme cela se voit pour certaines affections, la scarlatine entre autres, que l'inflammation rénale ne devienne ultérieurement le point de départ d'une néphrite chronique qui suivra son cours et pourra se terminer par la mort. On peut donc dire que si cette complication de la dothiénentérie est sous le rapport actuel une chose fâcheuse, elle implique également pour l'avenir un pronostic défavorable. » M. Hardy, on le voit, admet le passage de la néphrite de la fièvre typhoïde à l'état chronique.

Murchison, dans son traité de la fièvre typhoïde, Rosenstein, MM. Capitan et Charrin (*Revue de médecine*, 1881), le Dr Petit (thèse de Lyon, 1880), M. Gaucher dans sa thèse d'agrégation ne se prononcent pas. Pour Bartels la néphrite dothiénentérique passe peut-être à l'état chronique, mais il ne l'a pas observée.

M. le professeur Bouchard signale l'albuminurie tardive de la fièvre typhoïde. Griesinger se montre affirmatif, «l'albuminurie, dit-il, survenant à une période avancée est d'un pronostic défavorable, ou bien elle accompagne une nouvelle complication grave telle qu'une pneumonie, ou elle forme le début d'une véritable maladie de Bright, c'est alors une maladie consécutive qui, presque toujours, conduit à la mort au milieu de symptômes connus.

Dans des cas très rares, dit Gueneau de Mussy (*Cliniques médicales*, t. III), la congestion rénale de la fièvre typhoïde aboutit à une inflammation brightique et devient l'origine d'une anasarque qui persiste après la guérison de la dothiénentérie comme la lésion dont elle est l'expression.

Nous rapporterons ici deux observations d'albuminurie de longue durée consécutive à la fièvre typhoïde.

Observation recueillie par M. Duclos, externe du service de M. le professeur G. Sée. (Tirée de la thèse de M. Gilles.)

B..., 29 ans. Aucune maladie antérieure. Entré à l'Hôtel-Dieu pour une fièvre typhoïde qui a duré deux mois jusqu'au 15 décembre 1886, époque à laquelle on a donné des aliments solides au malade. Dans les premiers jours de janvier le malade remarque que ses jambes enflent vers la fin de la journée : on examine l'urine, quantité notable d'albumine.

Au commencement de février, albuminurie considérable, 2 gr. 50 par litre. Régime lacté intégral. Albumine diminue, au commencement de mars, elle tombe à 0,25 centigr.

10 mars. Douleurs d'estomac, gêne de la respiration, troubles de la vue.

21 mars. État général reste le même, 0,25 centigr. d'albumine. Palpitations cardiaques, bruit de galop. Pas d'œdème, teint pâle, le malade reste en observation.

Obs. prise dans le service de M. le professeur G. Sée, citée dans la thèse de M. Gilles, 1886.

H..., 32 ans. Fièvre typhoïde il y a deux ans. Albuminurie constatée à plusieurs reprises pendant le cours et au déclin de la maladie. Depuis lors ne s'est pas soigné.

Au moment de l'entrée à l'hôpital on constate des signes évidents de mal de Bright : polyurie, albumine en quantité notable, troubles de la vue, pâleur des téguments, bouffissure de la face, hypertrophie du cœur et bruit de galop. Il quitte l'hôpital après un séjour de 3 semaines.

MM. Lecorché et Talamon signalent la néphrite de la fièvre typhoïde comme pouvant aboutir à une néphrite chronique, nous citerons brièvement les observations qu'ils rapportent et qui en sont des preuves irrécusables.

Obs. — V..., 24 ans. Aucune maladie antérieure. Entre le 2 août 1880 à l'hôpital avec tous les symptômes d'une fièvre typhoïde au 15e jour environ. Albuminurie abondante, 3 gr. 50 par litre.

Défervescence complète le 20 août, mais depuis quelques jours la face et les yeux sont bouffis, œdème des pieds et des jambes, albumine 2 gr. 50 par litre.

Le malade est envoyé en convalescence le 20 septembre. Il est toujours pâle, la face et les yeux sont bouffis le matin ; rien au cœur. Albumine 1 gr. 50 à 2 gr. par litre, le malade urine 2 à 3 litres par 24 heures.

Une autre observation montre les lésions rénales en évolution deux ans après une fièvre typhoïde. A l'autopsie les reins sont indurés, en voie d'atrophie avec hypertrophie du cœur. La tuberculose pulmonaire à laquelle a succombé le malade ne datait que de six mois et il est impossible d'attribuer à cette affection récente les altérations chroniques et évidemment beaucoup plus anciennes présentées par les reins.

Enfin, signalons une dernière observation dans laquelle la malade après avoir eu de l'anasarque avec albuminurie dans la convalescence d'une fièvre typhoïde, meurt cinq ans après avec tous les symptômes du mal de Bright.

Obs. — C..., 29 ans, entrée à l'hôpital le 26 mai 1883. Pas de scarlatine dans l'enfance, ni rhumatisme ni syphilis, érysipèle de la face il y a 12 ans. Pas d'accouchements.

Il y a 5 ans, fièvre typhoïde. Pendant la convalescence œdème des jambes et des mains durant 2 mois, albumine dans les urines.

Depuis cette époque sujette à des œdèmes transitoires tantôt des pieds le soir, tantôt des paupières le matin. Elle a souvent la figure bouffie. Polyurie, battements de cœur.

Depuis deux mois elle a perdu ses forces et pâli. Tendance aux syncopes, épistaxis, insomnie.

A l'entrée de la malade on constate de l'œdème des malléoles, la face est bouffie et pâle; vomissements, odeur ammoniacale de l'haleine; albumine 1 gr. 50 par litre.

1er juin. Point de côté avec frissons, pleurésie gauche.

5 juin, frottement péricardique. Albumine de 2 à 8 gr. par litre.

La malade meurt le 13 juin.

A l'*autopsie* on trouve le petit rein blanc contracté.

E. — Diphtérie

La néphrite infectieuse diphtéritique est décrite et acceptée par tous les auteurs, elle se montre non dans la convalescence comme la néphrite scarlatineuse, mais dans le cours de la maladie. Passe-t-elle à l'état chronique?

Grégory et Rayer ont cité des exemples d'albuminurie de longue durée.

M. Sanné, dans son article du Dict. Dechambre, dit que dans la diphtérie l'albuminurie est tantôt fugace, tantôt tenace, il l'a vue persister jusqu'au 57e jour, mais il ne l'a pas vue passer à l'état chronique.

« Il est rare, dit M. Labadie-Lagrave dans son traité, que la néphrite diphtéritique ait d'autres symptômes que l'albuminurie. Mais comme le fait observer M. Cadet de Gassicourt, cette rareté de l'anasarque et des autres symptômes généraux des néphrites tient peut-être à ce que les formes graves de la néphrite se présentent le plus souvent dans les diphtéries toxiques qui tuent le malade en quelques jours. Les symptômes généraux n'ont pas le temps de se développer. Sur plus de mille cas de diphtérie M. Cadet de Gassicourt n'a vu que trois cas d'anasarque généralisée suivis de trois cas de mort par urémie convulsive ».

M. Labadie-Lagrave (thèse, 1873) cite un cas de néphrite chronique consécutif à la diphtérie.

MM. Lecorché et Talamon ont observé le cas suivant chez une petite fille d'une dizaine d'années. A l'âge de neuf ans cette enfant eût une angine diphtéritique grave avec albuminurie abondante. La diphtérie guérie, l'albuminurie persista ; l'enfant resta pâle et anémique, l'urine pendant trois ans examinée presque journellement par le père contint une proportion d'albumine qui variait de 0,50 centigrammes à 1 gramme par litre.

Jamais il n'y eut d'anasarque, mais seulement une bouffissure grisâtre de la face. A 12 ans, trois ans après la diphtérie, l'enfant de plus en plus affaiblie se plaignant souvent de la tête, parfois de diarrhée, de vomissements, fut prise un jour de convulsions éclamptiques et mourut en deux jours dans le coma après cinq ou six attaques convulsives.

F. — Choléra

L'albuminurie est un symptôme fréquent du choléra. En général peu intense, cette albuminurie dure 5 à 8 jours et disparaît après la cessation des accidents cholériformes. Elle peut cependant parfois persister plus d'une semaine ; on peut voir dans certains cas survenir les divers symptômes de l'urémie. Il est à remarquer que, quelles que soient les altérations des reins, on n'observe pas d'hydropisie dans le choléra, ce qu'on explique aisément par suite des vomissements et des évacuations profuses qui sont propres à la maladie.

Quant au passage à l'état chronique, on doit l'admettre suivant la plupart des auteurs comme extrêmement rare.

Cependant Gubler a pu voir une fois l'albuminurie cholérique persister et révéler une néphrite albumineuse permanente.

G. — Pneumonie

On peut observer à la suite de la pneumonie des lésions rénales qui caractérisent les néphrites infectieuses. M. Gaucher en rapporte un exemple observé dans le service du professeur Hardy et vérifié à l'autopsie. M. Capitan signale également deux observations concluantes. En général, l'albuminurie qui accompagne la pneumonie cesse au moment de la convalescence.

Bartels dit avoir vu chez un officier une néphrite aiguë survenue à la suite d'une pneumonie donner lieu à une hydropisie généralisée ; il semble que la guérison ait été obtenue au bout de deux mois, mais cette guérison était-elle complète ? Quelques observations semblent du reste bien prouver que la néphrite de la pneumonie peut passer à l'état chronique.

MM. Lecorché et Talamon rapportent dans leur traité le cas d'un jeune homme atteint d'une pneumonie double chez lequel l'œdème apparut dix à douze jours après la défervescence pour disparaître au bout d'un mois, mais l'albuminurie persista.

Voici en outre le résumé d'une observation publiée par les mêmes auteurs, prouvant que l'albuminurie peut persister bien longtemps après la disparition de la pneumonie qui l'a déterminée.

Obs. — M..., âgé de 16 ans, entré le 10 janvier 1879, à la maison Dubois. Pas de maladie antérieure. Début de la pneumonie le 8.

Le 10. Râles crépitants, souffle bronchique. Matité. Pas d'albumine.

Le 11. Mêmes signes. Albumine, 2 gr. 50.

Le 13. Nouveau foyer de pneumonie à droite.

Le 15. Dyspnée extrême. Albuminurie abondante.

Le 19. L'état s'améliore. La température tombe.

Le 29. On remarque un peu d'œdème de la face et des paupières. Albuminurie abondante.

6 février. Le malade est toujours pâle et bouffi.

L'albuminurie persiste pendant tout le mois de février. Œdème de la face et des pieds.

3 mars. Le malade sort ; la respiration est normale dans les deux poumons, l'œdème de la face a disparu, mais la faiblesse générale persiste, il y a toujours de l'albumine dans l'urine.

On est en droit de se demander si on ne se trouve pas là en présence d'une véritable néphrite chronique, qui continuera à évoluer dans la suite.

Nous citerons une autre observation puisée à la même source et montrant qu'une néphrite qui pouvait être considérée comme guérie, est restée à l'état latent et peut réapparaître à la suite d'une nouvelle maladie infectieuse.

Obs. — S...., 17 ans, entré le 4 aout 1866 à Necker. Aucune maladie antérieur. Frisson, point de côté.

6 août. Rales crépitants à droite.

Le 7. Respiration soufflante. Urines hémorrhagiques.

Le 9. Défervescence brusque.

Le 11. Les urines ne renferment plus de sang. Albumine, 2 gr. par litre.

Le 15. Urine normale ; n'y a plus d'albumine d'une façon appréciable.

Le malade part pour Vincennes le 30.

Il revient dans le service le 15 octobre avec tous les signes d'une fièvre typhoïde au cinquième ou sixieme jour. Les urines depuis la veille sont devenues de nouveau sanglantes.

La fievre typhoïde fut bénigne. La defervescence se fit vers le 17e jour. Les urines dont la teinte sanglante avait disparu le quatorzième jour resterent albumineuses pendant quinze jours.

A la fin de novembre, le malade sortit, les urines étaient normales.

Peut-être la pneumonie a-t-elle été le point de départ d'une néphrite chronique dans cette observation tirée de la thèse de Valissant, 1882.

P...., 23 ans, entré dans le service de M. Desnos en juin 1882.

Soigné en 1880, dans le service de M. Lancereaux, pour une pneumonie à la suite de laquelle il a eu de l'oedeme des jambes, des troubles de la vue, de l'étouffement et de l'albumine dans les urines.

En mai 1882, il entre à la Charite pour une albuminurie abondante avec troubles de la vue, cephalée, œdème et dyspnée. Au bout de quelques jours, la quantité d'urine augmente.

Il sort le 18 juin sur sa demande.

Tout récemment M. Caussade a pris comme sujet de sa thèse la néphrite pneumonique.

Cette néphrite, dit-il, a une existence bien réelle que l'anatomie pathologique, la présence du pneumococcus Talamon-Fraenkel, la clinique contribuent à prouver. On peut la ranger sous trois formes : une forme légère qui a la durée de la pneumonie qui lui a donné naissance : une forme d'intensité moyenne avec des œdèmes, de l'anasarque, de légers accidents d'urémie, la durée peut être de 30 à 70 jours : une forme avec anasarque généralisée, anurie, urémie. La néphrite pneumonique peut être influencée par un mal de Bright antérieurement guéri. Dans ces cas elle offre un pronostic plus sérieux.

Enfin elle peut passer à l'état chronique. M. Caussade cite l'observation d'un médecin de marine qui, sans antécédents personnels, eut une pneumonie en 1882 avec albuminurie abondante. Cette albuminurie persista jusqu'en 1885, époque à laquelle il y eut une poussée de néphrite aiguë à la suite d'un refroidissement. En 1889, l'albuminurie est encore abondante (1 gr. par litre). De temps en temps surviennent des phénomènes urémiques.

H. — Oreillons

En 1856, Renard observait quatre cas d'albuminurie et d'anasarque dans une épidémie d'oreillons, l'un des malades succomba (*Union médicale*, 1869).

Colin (*Union médicale*, 1876), Karth (thèse de Paris, 1883) ont rapporté des observations d'albuminurie au cours d'épidémies d'oreillons. La pathogénie de cette albuminurie est connue depuis les travaux de M. Bouchard ; elle est due à une néphrite infectieuse.

En 1881, M. Gaucher a eu l'occasion d'observer un cas d'albuminurie ourlienne chez un infirmier de l'hôpital Cochin. Les oreillons guéris, l'albuminurie persista : deux ans après ce malade était encore albuminurique ; il est vrai que c'était un alcoolique, mais avant les oreillons il n'avait jamais présenté aucun signe de néphrite, sa santé était parfaite. En 1885, il présentait encore de l'albumine dans les urines et quelques troubles de la vue. Son état général était bon.

K. — Érysipèle

On peut observer dans l'érysipèle une néphrite aiguë dont la nature infectieuse paraît bien établie. Denucé (thèse de Bordeaux, 1885) lui consacre une étude approfondie.

MM. Lecorché et Talamon citent plusieurs observations comme exemples de néphrite d'origine érysipélateuse.

Voici en outre une observation dans laquelle la néphrite passe à l'état chronique.

Obs. — C..., âgé de 23 ans, entré le 8 mai 1883. Aucune maladie antérieure. Pris brusquement le 5 mai de céphalalgie, frissons, vomissements.

7 mai. Érysipèle sur le dos du nez et joue droite.

Le 8. Érysipèle couvre les deux joues. Urines fébriles. Léger nuage d'albumine.

Défervescence le 12 mai. Desquamation.

Le 24. Le malade qui était considéré comme guéri, se plaint d'avoir les chevilles enflées depuis la veille. Albuminurie très abondante, 4 gr. par litre. Régime lacté.

Le 27. Albuminurie, 2 gr. 50 par litre.

5 juin. Œdème a disparu. 2 gr. d'albumine.

Le malade sort le 20 juin, avec 1 gr. 50 à 2 gr. d'albumine par litre.

Le malade revu en octobre 1883 n'accusait aucun malaise, mais la polyurie persistait. 3 gr. d'albumine par jour avec 2 litres d'urine.

L. — Amygdalites

On tend depuis quelques années à faire rentrer les amygdalites dans le cadre des maladies infectieuses, et à ce titre on peut observer au cours de leur évolution des localisations sur différents organes de l'économie, « il nous a été donné, dit M. le professeur Bouchard, dans différents cas d'amygdalites, d'observer la néphrite infectieuse tantôt pendant la maladie seulement, tantôt pendant la maladie et de nouveau après la maladie, si bien que nous avons pu assister à une sorte de récidive de la néphrite sans qu'il y eût rappel de cette amygdalite infectieuse. Ce cas a été mortel ».

M. — Rhumatisme articulaire aigu

La nature infectieuse du rhumatisme articulaire aigu peut être considérée comme probable mais non démontrée (Gaucher, Labadie-Lagrave). L'albuminurie se rencontre assez fréquemment au cours du rhumatisme. Bartels, Wagner, Capitan signalent des cas de néphrite rhumatismale. M. L. Monod, dans sa thèse sur l'encéphalopathie albuminurique, relate un cas d'anasarque albuminurique consécutive à une attaque de rhumatisme articulaire aigu observé dans le service de Bergeron.

S'il faut en croire Leyden, la néphrite du rhumatisme passerait assez souvent à l'état chronique.

N. — Pseudo-rhumatisme infectieux

Ce groupe des pseudo rhumatismes infectieux a été nettement établi par le professeur Bouchard. L'albuminurie s'y rencontre d'une façon à peu près constante et M. Bouchard a signalé le passage à l'état chronique d'une néphrite aiguë survenue dans le cours d'un de ces pseudo-rhumatismes.

O. — Septicémies

Il existe tout un groupe de maladies chirurgicales infectieuses, aiguës ou lentes qui lancent dans l'organisme des produits septiques et peuvent déterminer des néphrites infectieuses. Nous rangerons dans ce groupe, l'ostéomyélite, les affections tuberculeuses des os, les fractures ouvertes avec suppuration grave, les arthrites infectieuses des maladies générales, les arthrites purulentes traumatiques ou chroniques, la lymphangite, le furoncle et l'anthrax.

Bien que les maladies suivantes soient plutôt médicales que chirurgicales, nous pouvons cependant les ajouter au groupe précédent, ce sont : l'infection puerpérale, les angines phlegmoneuses, les suppurations septiques de la plèvre, etc.

Les néphrites infectieuses survenant à la suite de ces maladies ont été étudiées par M. Barette dans sa thèse d'agrégation (1886).

Certaines de ces néphrites peuvent évoluer en quelques jours, d'autres fois les lésions ont été plus accentuées et la néphrite persiste plusieurs jours après la maladie infectieuse elle-même, d'autres fois enfin les lésions existent à l'état chronique ; les manifestations rénales peuvent passer longtemps inaperçues, elles ne s'accentuent que pendant les poussées aiguës ou à une période avancée de la maladie, les lésions sont lentes à s'établir, mais elles sont irréparables.

Il est possible que la guérison soit absolue lorsque le rein n'a été que légèrement atteint, mais dans tout autre cas, dit M. Labadie-Lagrave, il est supposable que l'organe ne peut retrouver son intégrité et qu'il conservera toujours une prédisposition à des poussées ultérieures s'il est soumis plus tard à une cause quelconque d'irritation.

Citons en terminant une observation tirée de la thèse de M. Gilles, 1886 :

Obs. — M. X..., 25 ans, étudiant en médecine, robuste et vigoureux, se fit en 1885 une piqûre anatomique à l'index gauche. Il resta longtemps souffrant et présenta des accidents locaux et généraux assez graves. L'urine fut examinée, on y trouva une quantité notable d'albumine. M. X... s'était toujours bien porté jusque là.

Deux ans après l'accident, M. X... semble bien rétabli, à part quelques palpitations et un peu d'affaiblissement de la vue. Cependant l'urine contient une proportion notable d'albumine, près de 1 gr. par litre.

P. — Tuberculose

L'albuminurie est un symptôme fréquent de la tuberculose en voie d'évolution dans l'organisme. La tuberculose, en effet, peut déterminer sur les reins des lésions variées : elle peut amener une dégénérescence graisseuse et amyloïde du rein : elle peut amener une néphrite aiguë ou subaiguë présentant tous les caractères cliniques des néphrites infectieuses (Bouchard). Dans certains cas la tuberculose peut se fixer sur les organes génito-urinaires, sur le rein en particulier et rester localisée à ces organes tout au moins pendant un certain temps. Le malade éprouve au début des envies fréquentes et pressantes d'uriner, il existe de la polyurie. La lésion peut s'annoncer par une albuminurie passagère (Lala-Magnan), bientôt surviennent des hématuries qui parfois peuvent se montrer comme premier symptôme de la maladie.

Lorsque cette tuberculose rénale primitive survient chez un sujet dont l'état général est encore satisfaisant et qui présente seulement quelques troubles de la miction, de l'hématurie ou un peu d'albumine dans les urines, on voit combien il serait facile de méconnaître le véritable étiologie de l'affection et de lui donner comme point de départ une cause banale, accidentelle.

L'affection évolue en général lentement et se termine par la mort : on a cité cependant quelques cas rares de guérison. Le malade succombe dans la cachexie, ou bien il est enlevé par la généralisation des lésions tuberculeuses ou bien par des accidents urémiques.

Dans une thèse parue récemment (1890), M. Coffin montre la fréquence extrême des altérations rénales au cours de la tuberculose pulmonaire. Dans tous les cas, c'est toujours le bacille de Koch qui est la cause directe de ces altérations et qui produit ou bien des lésions nettement tuberculeuses pouvant aboutir à la formation de cavernes ou bien des lésions qui se rencontrent au cours de toutes les néphrites infectieuses chroniques. Il est très probable, dit M. Coffin, que chez les individus présentant déjà une tare du côté des reins, les lésions tuberculeuses du rein évoluent plus rapidement et présentent une gravité plus grande.

Q. — Syphilis

La syphilis rénale dont il est fait mention dans Rayer est bien connue depuis les travaux de MM. Lancereaux, Fournier, Lecorché, Mauriac. En dehors des gommes de la période tertiaire, qui sont rares, la syphilis peut produire des néphrites vraies, aussi bien lorsqu'elle est héréditaire que lorsqu'elle est acquise.

Les manifestations rénales de la syphilis héréditaire sont le plus souvent méconnues chez les nouveau-nés et rapportées à une autre cause.

On peut voir survenir à l'époque de la puberté ou même chez un adulte une néphrite syphilitique qui serait sous la dépendance d'une syphilis héréditaire se manifestant tardivement (obs. de Cowpland, de Lecorché.

Les néphrites de la syphilis acquise sont tantôt précoces, tantôt tardives.

Les néphrites tardives coïncident en général avec les accidents tertiaires ; elles peuvent revêtir deux formes : un forme aiguë qui est très rare, une forme chronique.

Dans la forme aiguë les signes sont ceux de la néphrite albumineuse aiguë avec prédominance de l'hématurie ; cette forme trouve sa caractéristique dans l'influence favorable du traitement spécifique (Wagner, Besnier en signalent des exemples).

Dans la forme chronique le début est souvent insidieux et c'est généralement par hasard qu'en examinant les urines on reconnaît l'albuminurie.

D'autrefois, l'attention est appelée par des céphalées, des troubles nerveux, des œdèmes partiels ; la marche de l'affection est lente, la terminaison souvent fatale. Toutefois, dans certains cas, le traitement peut, comme dans la forme précédente, enrayer la maladie.

Les néphrites précoces de la syphilis se produisent au moment de la période secondaire, dans les premiers mois de la maladie. Elles présentent une évolution clinique analogue à celle des néphrites aiguës des pyrexies, de la scarlatine par exemple.

Il est probable que la pathogénie de ces néphrites syphilitiques est la même que celle de toutes les néphrites infectieuses. Le début est brusque. l'œdème constitue un des premiers symptômes en même temps qu'apparaît l'albuminurie.

Dans les cas favorables, un à trois mois du traitement spécifique sont suffisants pour amener la disparition des symptômes. D'autres fois l'albuminurie persiste pendant longtemps, ou bien après avoir disparu elle reparaît de nouveau.

M. Mauriac insiste sur les intermittences très tranchées que présente l'affection, guérisons apparentes suivies de rechutes. Il est vraisemblable dit M. Gaucher, que certaines de ces néphrites infectieuses de la période secondaire considérées comme guéries et restées latentes, peuvent se réveiller plus tard et évoluer ultérieurement comme les néphrites chroniques. C'est également l'opinion de M. Labadie-Lagrave. MM. Lecorché et Talamon citent des observations qui viennent à l'appui de ces faits.

B. — Fièvres paludéennes

La fièvre palustre, maladie parasitaire qui occasionne si fréquemment des lésions de la rate et du foie peut également donner naissance à des altérations rénales. Chez les gens profondément atteints par l'infection palustre on peut observer des œdèmes, de l'albuminurie et d'autres symptômes provenant de néphrites chroniques.

Dans quelque cas on a pu constater des œdèmes accompagnés d'albuminurie au début de l'empoisonnement palustre, après quelques accès de fièvre intermittente et qu'il faut rattacher à de véritables néphrites aiguës.

Bouillaud dans ses cliniques (t. III, p. 283) publie l'observation d'un homme âgé de 28 ans, bien portant auparavant, devenu hydropique et albuminurique à la suite d'une fièvre intermittente. Kelsch et Kiener (*Arch. de phys.*, 1882) ont décrit des néphrites aiguës paludéennes évoluant rapidement en deux, trois ou quatre mois.

Les néphrites aiguës paludéennes peuvent-elles dégénérer en néphrites chroniques?

Voici l'opinion de Griesinger : « Dans quelques cas, il peut y avoir des douleurs de reins très intenses et à la fin de l'accès l'urine est trouble, sanguinolente ou albumineuse; l'albumine disparait pendant l'apyrexie. Dans d'autres cas l'urine contient une certaine quantité d'albumine ou de sang pendant toute la durée de la maladie y compris l'apyrexie; ou cette lésion disparaît avec la guérison de la fièvre; ou elle dégénère en maladie de Bright chronique à titre de maladie consécutive ». « Nous devons encore signaler, dit-il un peu plus loin, un fait intéressant, à savoir que la maladie de Bright comme maladie consécutive à la fièvre intermittente est très rare en certaines localités et dans certaines épidémies, très fréquente au contraire dans d'autres ».

Citons enfin l'opinion de M. Laveran (*Arch. de méd. expérimentale*, 1890, t. II). On conçoit facilement que la présence des hématozoaires provoque des hyperhémies, des congestions viscérales et des inflammations. Lorsque les malades guérissent rapidement, les organes congestionnés reprennent vite leur volume. A la longue, l'irritation produite par la présence des parasites et par les congestions répétées qui en sont la conséquence, se traduit par des phlegmasies chroniques dont le siège d'élection est naturellement dans les visères qui servent plus spécialement d'habitat aux parasites.

C'est ainsi que la rate présente constamment chez les anciens paludiques des altérations inflammatoires. L'hépatite et la néphrite chronique viennent ensuite par ordre de fréquence. Les lésions de l'inflammation chronique une fois constituées dans un viscère, persistent, s'aggravent même après guérison du paludisme. C'est ainsi que la néphrite chronique continue à évoluer chez des malades qui, depuis longtemps, n'ont plus d'accès de fièvre.

Nous avons rassemblé dans la première partie de ce chapitre l'opinion d'un assez grand nombre d'auteurs concernant l'évolution de certaines néphrites, nous avons cité quelques-unes de leurs observations et nous pouvons maintenant conclure que les néphrites aiguës survenues au cours de maladies infectieuses peuvent, dans un certain nombre de cas, passer à l'état chronique. Nous allons, dans cette seconde partie, rapporter quelques observations recueillies par nous et qui viennent confirmer les faits énoncés plus haut ; nous profiterons, en outre, de la plupart d'entre elles pour montrer que l'albuminurie survenue sous l'influence de ces néphrites peut présenter des intermittences, c'est à dire disparaître pendant un certain temps pour reparaître ensuite sous l'influence d'une nouvelle maladie infectieuse ou sous l'influence d'une cause banale comme un refroidissement.

OBSERVATION I (PERSONNELLE). — *Scarlatine. — Albuminurie consécutive.*

Féral, Louis, 14 ans, employé de commerce, entre le 30 décembre 1886 salle St-Luc, service de M. le professeur Peter.

Bonne santé habituelle. Pas de maladies antérieures. La veille de son entrée le malade éprouve des frissons, de la fièvre, mal à la gorge.

Le jour de l'entrée à l'hôpital on constate une rougeur vive du voile du palais avec gêne de la déglutition. Température, 40°,1.

Le lendemain on voit apparaître sur le tronc une éruption caractéristique de la scarlatine qui s'étend peu à peu aux avant-bras et à la face.

Le huitième jour, la desquamation commence au cou et à la poitrine. L'état général est bon. La température oscille entre 37° et 38°.

Jusqu'au 25e jour les urines examinées soigneusement ne révèlent absolument aucune trace d'albumine.

A partir de ce moment, sans que le malade bien surveillé ait éprouvé le moindre refroidissement, apparition d'une albuminurie assez abondante. On a continué d'examiner avec grand soin les urines du malade jusqu'à l'époque de sa sortie (25 février 1887) et on a pu constater que les urines qui contenaient une grande quantité d'albumine restaient parfois des périodes de trois ou quatre jours sans en renfermer de traces appréciables.

Cette remarque put être faite à plusieurs reprises durant le séjour du malade qui, du reste, à part une pâleur assez prononcée des téguments et une céphalée assez persistante ne présenta ni œdème ni accidents urémiques. La température oscilla entre 37° et 38°.

Le 25 février 1887 le malade avant sa sortie paraît bien portant, quoiqu'un peu pâle. Les urines renferment toujours de l'albumine.

Le même malade revu à la consultation au commencement d'avril présentait une légère bouffissure de la face. Les urines étaient toujours albumineuses. Il n'a pas été revu depuis.

Cette observation nous montre donc non seulement la persistance de l'albuminurie à la suite de la scarlatine, mais encore la disparition transitoire de cette albuminurie durant des périodes de quelques jours.

OBSERVATION II (Due à l'obligeance de M. le Dr A. SIREDEY, médecin des hôpitaux). *Scarlatine. — Albuminurie consécutive.*

Louis L..., 10 ans, pris de scarlatine à la campagne, le 24 avril 1886. Un médecin le voit à cette époque et le soigne pendant la durée de la maladie ; il constate la présence de l'albumine en assez grande quantité dans les urines.

L'enfant garde la chambre pendant 6 semaines. A ce moment c'est-à-dire dans les premiers jours de juin, il est revu par le médecin qui ne constate plus trace d'albumine dans l'urine. L'enfant considéré comme absolument guéri est autorisé à sortir dans le jardin.

A la fin du mois de juin 1886 les parents remarquent que, sans cause apparente, l'enfant perd l'appétit, qu'il se fatigue vite, qu'il tousse un peu, qu'il se plaint de maux de tête et que de temps en temps les paupières sont enflées.

Le 10 juillet 1886 on l'amène à M. A. Siredey son médecin habituel, à Paris, qui constate à ce moment de l'anasarque, en même temps qu'une albuminurie très abondante. Il existe, en outre, une bronchite généralisée.

L'enfant est mis au lait, on lui fait garder la chambre.

Le 16 août 1886, M. Siredey revoit l'enfant. L'anasarque a disparu, mais l'albumine est encore abondante. La bronchite est guérie.

En septembre et octobre 1886 les urines, sont examinées et ne présentent plus d'albumine.

A partir de ce moment les urines sont examinées régulièrement tous les 15 jours jusqu'au mois de mai 1887 ; on ne constate plus d'albumine.

Le 7 mai 1887, l'enfant est amené à M. le Dr Siredey. Depuis quelques jours l'enfant se plaignait de maux de tête, d'anorexie, d'une lassitude générale et ces symptômes faisaient penser à un embarras gastrique. M. Siredey examine les urines et trouve une quantité considérable d'albumine.

En février 1890, à la suite de la grippe, l'enfant encore souffrant est ramené à M. Siredey qui constate de nouveau l'albuminurie.

On voit dans cette observation une albuminurie qu'on pouvait considérer comme disparue, se réveiller de nouveau, peut être à l'occasion d'un changement de température et passer à l'état chronique, en présentant de longues périodes de rémission.

Observation III (Due à l'obligeance de M. X..., externe à l'hôpital St-Antoine, qui a bien voulu nous donner des détails sur la maladie qu'il présente).

M. X..., étudiant en médecine, a toujours été bien portant jusqu'en janvier 1888.

En janvier 1888, il est atteint d'une scarlatine peu intense mais qui, dès les premiers jours, donne lieu à une hématurie.

Au commencement de la deuxième semaine, M. X..., se croyant complètement guéri va se promener dehors par un temps un peu froid ; il ressent un certain malaise et en examinant ses urines il trouve une albuminurie assez abondante. 4 gr. environ par jour.

7 jours après, se trouvant mieux, il fait une nouvelle sortie, le lendemain l'albuminurie augmentait et montait à 7 ou 8 gr.

En même temps, il éprouvait des douleurs de reins, de la céphalalgie, des vomissements, de la diarrhée.

M. X... se décide alors à garder complètement la chambre et bientôt sous l'influence de la chaleur, du régime lacté, l'albumine diminue et tombe à 2 gr. 50, les symptômes gastro intestinaux s'amendent.

Trois mois après, l'état général était satisfaisant, l'albumine avait presque complètement disparu. M. X... partit au bord de la mer, mais un jour, à la suite d'un refroidissement, il fut tout à coup repris des mêmes symptômes que précédemment et l'albumine augmenta de nouveau dans les urines. Sous l'influence du traitement les accidents disparurent et l'albumine retomba à 1 gr. 50.

Jusqu'en juillet 1889, la santé resta bonne, l'albumine très peu abondante.

En juillet 1889, embarras gastrique fébrile qui retient le malade 3 semaines au lit ; l'albumine remonte à 7 gr. environ.

A la fin de décembre 1889, M. X... est atteint de l'influenza ; hématurie assez abondante. Douleurs lombaires, nouvelle augmentation de l'albumine.

Au mois de février 1890, après un temps froid et pluvieux : douleurs rénales céphalalgie, hématurie ; les jours suivants augmentation de l'albumine. 5 gr. environ.

Depuis ce moment, avec le retour de la belle saison, l'albuminurie a diminué. 1 gr. environ, par jour.

M. X... n'a jamais présenté d'œdème mais il éprouve fréquemment de la céphalalgie, des douleurs de reins, de l'anorexie sous l'influence de la plus légère fatigue ou du refroidissement.

Observation IV (personnelle). — *Scarlatine et albuminurie consécutive.*

Antoine G..., 58 ans, journalier, entre le 27 février 1890 à l'hôpital St-Antoine, salle Marjolin.

Cet homme dit n'avoir jamais été malade pendant sa jeunesse.

En 1858, alors qu'il était au régiment il y eut une épidémie de scarlatine et lui-même fut atteint par la maladie.

Pendant la convalescence il eut de l'œdème des jambes et de la face; plusieurs jours de suite, il fut pris de vomissements, enfin il se souvient d'avoir entendu dire que ses urines renfermaient de l'albumine.

Il put néanmoins, après une convalescence assez longue, reprendre son service militaire, et durant bien des années, en dehors de quelques douleurs lombaires accompagnées de céphalalgie, sa santé reste satisfaisante.

Il y a 5 ou 6 ans, le malade ressentit pour la première fois de l'oppression pendant son travail, ses forces diminuèrent.

Depuis quelques jours, les accès d'oppression étant plus violents, en même temps un léger œdème des jambes étant apparu le malade se décide à entrer à l'hôpital.

A son entrée, on constate un léger œdème des paupières et des malléoles, un peu d'oppression, une céphalalgie persistante. le cœur est légèrement hypertrophié. On examine les urines qui renferment 7 gr. d'albumine par litre.

Sous l'influence du traitement et du régime lacté tous les symptômes s'amendent. l'albumine tombe à 3 grammes.

Six semaines après son entrée le malade demande à sortir, son urine renferme encore 0,50 centigr. d'albumine.

Il nous semble qu'on peut sans trop de difficulté admettre une relation entre la scarlatine et la néphrite actuelle.

Observation V (personnelle). — *Diphtérie, albuminurie consécutive. Quelques mois après, fièvre typhoïde à forme rénale.*

H..., Angélina, 22 ans, giletière, entrée le 17 décembre 1884, salle Ste-Anne, à la Charité. Toujours bien portante jusqu'à son entrée, pas de maladies antérieures. Deux enfants bien portants. Accouchements normaux.

A son entrée, la malade est pâle, un peu prostrée. Temp. 39°,4, pouls 110. La gorge est entièrement tapissée de fausses membranes grisâtres. La voix sourde et éteinte démontre aussi l'envahissement du larynx, l'oppression est assez marquée. L'urine renferme de l'albumine en assez grande quantité.

19 décembre. Les fausses membranes sont un peu moins nombreuses et se détachent. L'aphonie est moins prononcée. Température 38°,5.

Le 20. Les fausses membranes diminuent. Paralysie du voile du palais et du pharynx. Albuminurie très abondante. Temp. 38°.

Le 22. Les fausses membranes commençent à disparaître, albumine en grande quantité.

Du 25 décembre au 5 janvier l'état de la gorge est à peu près stationnaire. La malade est très pâle, sa vue est moins nette.

Elle se plaint d'accès d'oppression, cependant on ne trouve aucune complication appréciable du côté de la poitrine. L'albumine est toujours en aussi grande quantité dans les urines.

6 janvier 1885. La face de la malade est toujours très pâle et semble un peu bouffie ; il existe un léger œdème des paupières ; une céphalalgie assez intense.

Le 9. Abolition de la voix par suite de la paralysie des cordes vocales. Temp. 37°,2. Albumine dans les urines.

Le 12. La paralysie des cordes vocales et du voile du palais diminue. Les troubles de la vue et la céphalalgie persistent. La malade commence à se lever

Le 20. Accès d'étouffement plusieurs fois dans la journée.

2 février. Les accès d'étouffement diminuent mais la malade ne peut se tenir debout. Les jambes sont paralysees. La dysphagie a presque disparu. Pas d'œdème des jambes mais bouffissure de la face. Albuminurie abondante.

Le 21. Parésie des deux membres supérieurs.

L'état général de la malade s'améliore.

11 mars. La malade peut se tenir sur ses jambes.

Les troubles de la vue ont presque disparu.

Les accès d'étouffement ont complètement cessé.

L'albuminurie est moins considérable.

16 avril. La malade commence à marcher, à se servir de ses bras. La face est toujours très pâle mais ne présente plus de bouffissure.

L'albumine persiste quoique moins abondante.

Le 25. Il n'existe plus que des traces d'albumine.

La malade sort guérie à la fin du mois de juillet ne présentant plus d'albumine dans les urines.

29 août. La malade rentre de nouveau à l'hôpital de la Charité avec tous les symptômes d'une fièvre typhoïde au début.

Cette fièvre typhoïde ne présenta du reste rien de particulier à signaler sinon dès les premiers jours une albuminurie extrêmement intense.

M. Landouzy, qui remplaçait à ce moment le professeur Hardy, fit une leçon clinique sur cette variété de fièvre typhoïde à forme rénale.

La maladie évolua régulièrement, mais à partir du second septénaire la malade eût plusieurs accès de dyspnée.

L'albuminurie persista avec la même abondance pendant près de 6 semaines

Deux mois et demi après son entrée la malade quittait l'hôpital ; les urines ne présentaient plus d'albumine.

Cette observation nous permet de constater la longue durée de l'albuminurie au cours d'une diphtérie (5 mois environ), puis la réapparition brusque de la néphrite probablement latente à l'occasion d'une maladie intercurrente : la fièvre typhoïde.

OBSERVATION VI (PERSONNELLE). — *Fièvre typhoïde. — Albuminurie persistante.*

Mlle Joséphine M..., suppléante à l'hôpital St-Antoine. Bien portante pendant son enfance, elle ne présenta aucun symptôme qui pût faire soupçonner l'albuminurie.

En 1884, elle fut soignée dans le service du professeur Hayem pour une fièvre typhoïde assez grave, et au cours de laquelle on put constater à plusieurs reprises une quantité assez considérable d'albumine dans les urines. La convalescence fut longue, la malade présenta à différentes reprises des vomissements et des douleurs lombaires assez intenses.

Quand la malade eût quitté le service, les urines ne furent plus examinées, mais à partir de ce moment sous l'influence de la fatigue et surtout pendant hiver, elle fut sujette aux douleurs lombaires accompagnées de céphalalgie violente et parfois de vomissements. En même temps ses forces diminuèrent.

Au mois d'octobre 1889, à la suite d'un refroidissement, Mlle M... eut un abcès dentaire et en même temps que cet abcès les accidents précédents qui semblaient avoir disparu augmentèrent d'intensité. La malade fut obligée de garder le lit, les vomissements reparurent en même temps que les douleurs dans la région rénale et un certain degré de dyspnée.

Notre collègue et ami Parmentier qui soignait alors la malade, examina les urines et trouva 1 gr. 50 d'albumine par litre.

Quinze jours après, sous l'influence du repos et du traitement, les accidents urémiques cessèrent et l'urine ne présenta plus que des traces d'albumine.

La guérison semblait complète depuis trois semaines environ lorsqu'à la suite d'une journée un peu froide la malade eut un nouvel abcès dentaire accompagné d'une courbature générale et d'une fièvre assez intense. Tous les symptômes précédents purent être constatés de nouveau et l'albumine augmenta notablement (4 gr. par litre).

A partir de ce moment, le même état persista avec des alternatives d'amélioration ou aggravation, mais Mlle M... ne pouvant plus supporter aucune fatigue fut obligée de quitter son service.

Actuellement Mlle M... est forcée de garder le lit ; elle est continuellement oppressée, elle vomit fréquemment, la face est pâle, décolorée, les jambes présentent un léger œdème. Les urines renferment toujours de l'albumine. Il n'y a rien au cœur ni au poumon.

Observation VII (personnelle). — *Fièvre typhoïde. — Néphrite chronique consécutive.*

Alfred T..., cocher, 32 ans, entre le 18 avril 1890 à l'hôpital Saint-Antoine (service de M. Gingeot). Jusqu'à l'âge de 18 ans cet homme habita la campagne ; il ne fit aucune maladie.

A 18 ans, il vint habiter Paris, quelques mois après il eût une fièvre typhoïde extrêmement grave pour laquelle il resta 5 mois à l'hôpital.

Le malade dit qu'il se souvient très bien avoir eu les jambes enflées à la suite de sa fièvre typhoïde, il se souvient très bien également avoir eu longtemps des vomissements au moment de la convalescence, mais il ne peut nous dire si les urines renfermèrent une grande quantité d'albumine.

La convalescence fut extrêmement longue et pendant plusieurs mois, il ne put se livrer à aucun travail, les jambes présentaient toujours un peu d'œdème vers la fin de la journée.

Peu à peu cependant sa santé se rétablit, les forces reparurent et il put reprendre sa profession de jardinier. Pendant plusieurs années à partir de ce moment nous ne trouvons absolument plus rien à signaler.

Il y a 6 mois cet homme quitta sa profession pour prendre celle de cocher et fut naturellement exposé à toutes les intempéries.

Trois semaines avant son entrée à l'hôpital, il remarqua, sans qu'il put trouver de cause appréciable, que ses paupières étaient enflées le matin, en même temps, il constatait que ses jambes étaient plus grosses que d'habitude, de plus, il éprouvait une céphalalgie assez violente, l'appétit était diminué, il était obligé de se relever fréquemment la nuit pour uriner.

Voyant que cet état persistait le malade se décida à entrer à l'hôpital,

A son entrée on constate un œdème très prononcé des paupières, un peu de bouffissure de la face, un léger œdème des jambes, on ne trouve rien au cœur ni au poumon.

Les urines renferment 7 grammes d'albumine par litre.

Les jours suivants sous l'influence du régime lacté, l'œdème des jambes disparaît, l'appétit revient et l'albumine diminue (2 grammes par litre environ).

Dix jours après son entrée le malade veut descendre dans la cour par un temps froid malgré la défense qui lui était faite.

Le lendemain il est repris de céphalalgie avec douleurs lombaires, l'albumine remonte à 4 gr.

Le 31 mai 1890, le malade quitte l'hôpital n'ayant plus qu'un léger œdème des paupières et 0,50 centigr. d'albumine par litre.

OBSERVATION VIII (Due à l'obligeance de notre ami LUZET, interne du service de M. HANOT). — *Fièvre typhoïde.* — *Oreillons.* — *Albuminurie.*

Jacques B..., âgé de 44 ans, entré le 3 juin 1890, salle Magendie, hôpital St-Antoine.

Cet homme dit avoir toujours été bien portant pendant son enfance et n'avoir pas eu de fièvres éruptives.

A l'âge de 19 ans il quitta le Loir-et-Cher pour venir à Paris. garçon de café. il y resta jusqu'à l'âge de 25 ans. A ce moment il partit dans l'arméede la Loire et fit la campagne du Mans. Sa santé fut toujours bonne, il ne reçut aucune blessure.

Il revint ensuite à Paris où il s'établit cette fois comme garçon distillateur. Il avait alors 28 ans.

Deux ans après il contracta, dit il, une fièvre typhoïde pour laquelle il garda le lit pendant 6 semaines. La convalescence s'établit rapidement et la santé redevint excellente jusqu'à il y a 3 ans.

A ce moment il eut les oreillons ; il fut soigné chez lui et resta environ 6 semaines malade ; au cours de cette affection survint une orchite du côté droit. Les urines ne furent pas examinées. Pendant plusieurs semaines à la suite de cette maladie il resta affaibli et anémié, peu à peu cependant il reprit ses occupations journalières.

Il y a 8 mois, sans cause apparente, le malade s'aperçut de nouveau qu'il perdait ses forces, sa face était devenue complètement décolorée. Inquiet de son état et voyant qu'il toussait un peu il consulta un médecin qui ne trouva rien dans la poitrine mais examina les urines et constata la présence d'un albuminurie assez abondante. On le mit au régime lacté, mais dès qu'une amélioration se produisait le malade reprenait son travail en même temps que sa nourriture ordinaire de sorte que l'amélioration n'était que passagère. Il se décida alors à entrer à l'hôpital.

Actuellement le malade se présente avec un état général assez bon. Il y a 8 mois il urinait extrêmement peu, aujourd'hui il urine un litre en 24 heures. Son urine renferme 0,50 centigr., d'albumine par litre.

Il n'a jamais eu d'œdème en aucun point du corps; il est sujet aux maux de tête ; il a fréquemment des crampes dans les jambes, des transpirations abondantes surtout la nuit. Il présente parfois des troubles oculaires, des éblouissements.

L'appétit est conservé mais il est sujet aux coliques, à la diarrhée, la langue est recouverte d'un léger enduit saburral.

Il se plaint beaucoup de faiblesse générale, il est incapable d'efforts continus, par moments surviennent des accès d'oppression accompagnés de toux. On ne trouve rien d'anormal au cœur ni aux poumons.

Le malade est encore dans la salle au mois de juillet 1890, son état est à peu près le même. L'albuminurie se maintient à 0,50 centigr. par litre.

Cet homme toujours robuste et bien portant et qui ne paraît pas entaché d'alcoolisme n'a eu dans toute son existence que deux maladies infectieuses, la fièvre typhoïde et les oreillons. Peut-être le rein avait-il été déjà touché au cours de la première infection, nous ne pouvons le savoir exactement ; en tous cas il nous semble rationnel de rattacher la néphrite chronique actuelle sinon à la première, du moins à la seconde de ses maladies : aux oreillons.

Pendant la dernière épidémie de grippe on a signalé dans certains cas la présence de l'albumine dans l'urine comme au cours de toutes les maladies infectieuses. On a pu dans quelques autopsies constater du côté des reins les altérations produites par une véritable néphrite aiguë. Leyden entre autres (*Semaine médicale*, 26 février 1890) a rapporté l'autopsie d'une malade morte d'une néphrite aiguë consécutive à l'influenza. Chez cette malade, il n'y avait pas eu de pneumonie, la néphrite avait succédé immédiatement à l'influenza. Nous avons trouvé dans la *Gazette médicale de Paris* (1er juin 1889) un certain nombre d'observations de grippe avec albuminurie et œdèmes consécutifs ; les malades guérirent et l'albuminurie diminua puis disparut en même temps que l'œdème au bout d'une ou deux semaines.

Nous possédons nous-mêmes deux observations d'albuminurie de longue durée consécutive à l'influenza.

Observation IX (Due à l'obligeance de notre ami et collègue Vimont)
Grippe. — Néphrite chronique consécutive. — Mort, par urémie.

Claude G..., 33 ans, forgeron entré le 1er avril 1890, salle Bichat, hôpital St-Antoine.

Il y a 10 ans, cet homme étant au régiment a eu une bronchite aiguë pour laquelle il passa environ un mois à l'hôpital. C'est là tout ce que nous trouvons comme antécédents personnels.

Après sa sortie du régiment il reprit sa profession de forgeron et resta toujours robuste et bien portant.

Le 15 janvier 1890, il fut atteint par la grippe, il éprouva brusquement des frissons, de la fièvre, des douleurs de tête intenses, en même temps qu'un affaiblissement considérable des membres inférieurs. Il resta environ 8 jours au lit, souffrant surtout de douleurs dans la tête et au niveau de la région lombaire, puis au bout de ce temps il reprit son travail sans être tout à fait rétabli. Les forces avaient considérablement diminué.

Vers le 10 mars le malade remarqua que ses jambes étaient un peu enflées, la quantité d'urine, dit-il, était à peu près normale. Le 19 mars, il se vit obligé de reprendre le lit. L'œdème des jambes avait en partie disparu mais les douleurs rénales étaient toujours très vives.

Le 1er avril, voyant que son état ne s'améliorait pas, le malade se décida à entrer à l'hôpital.

A son entrée, on trouve le malade pâle, très affaibli, il ne peut se lever pendant un certain temps sans éprouver de la faiblesse dans les membres inférieurs. On ne constate pas d'œdème de la face ni des membres. La quantité d'urine rendue en 24 heures est d'un litre et demi, le malade est obligé de se lever deux fois par nuit pour uriner. On constate 5 gr. d'albumine par litre ; la région lombaire est toujours douloureuse.

On ne trouve rien au cœur ni au poumon.

Il est soumis au régime lacté.

Les jours suivants, le même état persiste, mais bientôt on voit un léger œdème des jambes apparaître de nouveau, puis, de temps en temps, le malade éprouve des troubles visuels. L'albumine se maintient à peu près constamment à 5 gr. par litre.

Aux troubles visuels viennent en outre s'ajouter des troubles de la mémoire et de l'intelligence.

Le malade a des absences, parfois il est en proie à des hallucinations ; à de véritables accès de folie.

Le 2 mai, le malade meurt dans le coma urémique.

D'après cette observation, il semble naturel de rattacher à la grippe la lésion rénale, et de conclure à la possibilité du passage de la néphrite grippale à l'état chronique.

OBSERVATION X (Tirée d'un travail publié par M. le Dr A. SIREDEY. *Rev. de médecine*, 1886). — *Variole. — Albuminurie consécutive.*

Un homme, atteint d'atrophie musculaire progressive, n'avait présenté aucun phénomène du côté des reins, son urine ne contenait pas d'albumine.

Il contracte la variole en septembre 1885. Albuminurie abondante à cette époque.

Il revient dans le service en mars 1886 avec une légère bronchite. Ses urines étaient manifestement albumineuses. Ce phénomène a disparu depuis.

OBSERVATION XI (Due à l'obligeance de notre ami HALLION, interne du professeur HAYEM). — *Purpura — Albuminurie consécutive.*

Paul B..., 16 ans, entré le 24 mars 1890, salle Béhier, hôpital St-Antoine.

Ce jeune homme a toujours été bien portant pendant son enfance. Nous ne trouvons dans ses antécédents aucune fièvre éruptive. En 1889, pendant un séjour en Afrique il eût quelques accès de fièvre intermittente.

Au mois de janvier 1890 il était en bonne santé lorsqu'il fut atteint par la grippe, à Paris. Bien qu'assez souffrant pendant quelques jours il put néanmoins continuer à travailler, mais il fut longtemps sans pouvoir retrouver les forces qu'il avait perdues.

Le 13 mars, jour de la mi-carême après avoir fait quelques excès de boisson et après avoir accompli une longue course il fut pris brusquement de violentes coliques avec diarrhée intense qui l'obligèrent à prendre le lit.

Le lendemain les coliques persistèrent et furent bientôt suivies de vomissements survenant chaque fois que le malade voulait prendre quelque aliment, même du lait. En même temps, le malade remarqua pour la première fois qu'il portait aux deux jambes une éruption de petites taches rouges arrondies, assez abondantes ressemblant à des piqûres de puce. Ce mauvais état général était accompagné de fièvre et de courbature.

Le surlendemain les coliques, la diarrhée et les vomissements cessèrent mais le malade ressentit quelques douleurs dans les genoux.

Les jours suivants l'amélioration persista cependant le malade se sentant toujours très faible se décida à entrer à l'hôpital.

A son entrée il se plaint surtout de maux de tête fréquents, de bourdonnements d'oreilles, de vertiges quand il fait des mouvements.

La langue est blanche, l'anorexie complète, sur les deux jambes on peut voir des taches arrondies, du volume d'un grain de millet ou d'une lentille ne s'effaçant pas par la pression, ayant une coloration jaunâtre ou verdâtre, ce sont des taches de purpura datant déjà de quelques jours.

On ne trouve absolument rien d'anormal au poumon ni au cœur. Il n'exist pas de fièvre.

Les urines sont légèrement albumineuses.

Régime lacté exclusif.

26 mars. Les taches de purpura siégeant au niveau des jambes ont à peu près disparu, mais de nouvelles taches se montrent au niveau de la verge.

Le 27. Quelques taches commencent déjà à prendre une teinte jaunâtre, de nouvelles taches apparaissent. Pas de fièvre.

Les urines renferment une quantité d'albumine plus considérable.

Le 28. Nouvelle poussée de purpura sur les membres inférieurs et sur le scrotum. Pas de fièvre.

Le malade demande à manger.

Le 29. De nouvelles taches de purpura apparaissent sur la face interne du genou gauche, sur les avant-bras, dans l'aisselle. On remarque quelques stries de sang dans les crachats.

Le 31. L'éruption disparait partout, sauf au niveau des jambes où il existe encore quelques taches jaunatres.

1er avril. Les urines renferment moins d'albumine.

14 avril. Depuis trois ou quatre jours le malade se plaint de violentes douleurs dans la région rénale. Les urines renferment une grande quantité d'albumine. On constate un léger œdème des jambes. Régime lacté absolu.

Le même état persiste jusqu'au mois de septembre avec des alternatives d'augmentation et de diminution dans la quantité d'albumine. Parfois l'albumine semble disparaître pendant quelques jours puis elle reparait avec une nouvelle intensité.

La quantité actuelle d'albumine est d'environ 2 gr. par jour.

Il nous semble naturel, étant donné la marche de l'affection de rattacher au purpura, à la maladie de Werlhoff, la néphrite actuelle de notre malade. Peut-être son rein avait-il été déjà touché au cours de ses fièvres intermittentes ou pendant son attaque de grippe, peut-être la dernière affection n'a-t-elle fait qu'accentuer des lésions déjà existantes ; toutefois, aucun signe ne nous permet d'émettre cette hypothèse et nous nous rattachons plus volontiers à la première opinion. Quoi qu'il en soit, cette néphrite peut être considérée comme existant d'une manière définitive.

Observation XII (Due à l'obligeance de notre ami et collègue Lamy, interne de M. Brissaud). — *Grippe. — Néphrite chronique consécutive.*

Keller, Antoine, bijoutier, 31 ans, entré le 7 août 1890, salle Littré (hôpital St-Antoine).

Ce malade dit avoir eu une fièvre typhoïde dans sa jeunesse : il resta toujours bien portant à la suite de cette affection et ne présenta jamais aucun symptôme pouvant faire soupçonner une altération rénale.

Pas d'alcoolisme.

Au mois de février 1890 il fut atteint par la grippe. Après s'être soigné chez lui pendant une huitaine de jours, il reprit son travail, mais, dit-il, sa santé ne se rétablit jamais complètement à partir de cette époque, et il vit apparaître en dehors de toute affection vésicale ou uréthrale des troubles de la sécrétion urinaire.

Les urines devinrent foncées, couleur de bouillon, leur quantité augmenta notablement.

Au mois de mai, les urines devinrent encore plus foncées, un peu rougeâtres, leur quantité diminua. Il n'y eut pas à cette époque d'œdème suffisant pour attirer l'attention du malade.

Quelques jours avant son entrée à l'hôpital sa faiblesse augmenta puis il fut pris de vomissements en même temps qu'il vit apparaître un œdème considérable des membres inférieurs. Le malade ne put rattacher lui-même ces symptômes à aucune cause appréciable, il n'eût pas le moindre refroidissement.

Le 7 août il se décide à entrer à l'hôpital. A ce moment on constate un œdème très considérable, mou et blanc des membres inférieurs, remontant jusqu'à la racine des cuisses. La face est très pale, légère bouffissure des paupières. La région lombaire est douloureuse à la pression. On constate au niveau du cœur un bruit de galop très net.

Les urines sont foncées, la quantité d'albumine est très considérable.

Le malade urine moins d'un litre en 24 heures.

Le 9. On constate une infiltration considérable des bourses. Température, 36°.

Pendant tout le mois d'août l'état du malade reste à peu près stationnaire.

Albuminurie considérable. Le traitement n'amène aucune amélioration.

2 septembre. Le malade a pour la première fois une attaque d'urémie convulsive.

L'œdème a gagné l'abdomen et les membres supérieurs.

4 septembre. Dyspnée considérable, râles nombreux dans la poitrine. L'albumine est toujours très abondante.

Le 12. Le malade vomit plusieurs fois dans la journée.

Le 21. Nouvelle attaque d'urémie convulsive.

Le 22. Mort du malade à la suite d'une troisième attaque d'urémie.

A l'*autopsie* on trouve deux gros reins blancs.

La grippe nous semble bien dans ce cas avoir été le point de départ de la néphrite infectieuse qui a fini par passer à l'état chronique.

Observation XIII (personnelle). — *Rhumatisme articulaire aigu Albuminurie consécutive.*

Bertrand, Emile, 18 ans, entré le 29 août salle Marjolin, hôpital St-Antoine.

Ce jeune homme ne se souvient pas d'avoir été malade avant l'époque actuelle ; il a toujours été robuste et n'a jamais cessé de travailler. Il ne présente aucune trace d'alcoolisme.

Quatre jours avant son entrée à l'hôpital il est pris pour la première fois d'un malaise général avec frissons, fièvre et douleurs rhumatismales au niveau des articulations des membres inférieurs.

A son entrée on constate qu'il est atteint d'un rhumatisme articulaire aigu.

Toutes les grosses articulations sont le siège de vives douleurs, les petites articulations des doigts commencent à être envahies.

La température est élevée, 39°,2.

On ne constate rien d'anormal du côté du cœur.

Le premier jour de l'entrée les urines sont examinées. Elles renferment un léger nuage d'albumine. On fait prendre au malade du salicylate de soude.

Les jours suivants les douleurs deviennent un peu moins violentes ; la température tombe à 38°. On constate un léger souffle à la pointe du cœur ; les urines renferment toujours une légère quantité d'albumine.

Quatre semaines après son entrée, le malade paraît complètement guéri de son attaque rhumatismale. L'urine renferme à peine quelques traces d'albumine. La température est normale.

Il part en convalescence à Vincennes par un temps assez froid, le 26 septembre.

Deux jours après son arrivée à Vincennes le malade se sent pris de malaise, de faiblesse des membres inférieurs et de douleurs de reins assez violentes. L'inappétence est complète. Il rentre à l'hôpital St-Antoine le 29 septembre.

A son entrée on constate que les articulations des membres inférieurs sont un peu tuméfiées et sensibles à la pression.

En outre, la face est pâle et semble légèrement bouffie, le malade se plaint d'étourdissements ; il éprouve quelques nausées.

On examine les urines, elles renferment une quantité considérable d'albumine.

On le soumet au régime lacté absolu.

Quelques jours après les malaises accusés par le malade disparaissent.

La quantité d'albumine diminue légèrement. Les articulations deviennent moins douloureuses.

Le 15 octobre le malade est encore à l'hôpital, son rhumatisme a complètement disparu.

La quantité d'albumine bien qu'ayant notablement diminué est encore assez considérable.

Il est vraisemblable d'admettre que cet homme, indemne de toute maladie infectieuse antérieure, a été atteint de néphrite de par son rhumatisme articulaire aigu. Cette néphrite qui semblait en voie de guérison a probablement reçu une nouvelle poussée lors de la première sortie du malade par suite d'un refroidissement. Il est à craindre que cette néphrite qui date maintenant de deux mois ne passe à l'état chronique et ne subisse une recrudescence à la moindre cause occasionnelle.

Les observations suivantes ne rentrent pas dans le cadre de notre sujet, c'est à dire qu'elles ne sont pas destinées à montrer le passage de néphrites infectieuses à l'état chronique, nous les publierons néanmoins car elles permettent de constater que des affections rénales qui au premier abord pourraient paraître primitives, se rattachent cependant à une maladie générale antérieure disparue ou momentanément effacée.

Observation XIV (personnelle)

Philomèle P..., 22 ans, couturière, entrée le 12 janvier 1887, dans le service de M. le professeur Peter, avec une bronchite généralisée et sur le point d'accoucher. Le lendemain de son entrée, à 5 heures du matin, cette femme accouche d'un enfant bien portant, à terme. L'accouchement fut tout à fait normal, il n'y eut pas d'hémorrhagie pendant la délivrance. La malade croit n'avoir pas fait de maladie avant son entrée à l'hôpital. Sa grossesse s'est très bien passée, n'a donné lieu à aucun accident.

Les premiers jours de son entrée, en dehors de sa bronchite généralisée la malade ne présenta rien à signaler. L'appétit était normal. Les urines ne renfermaient pas trace d'albumine. Temp. 37°,9.

28 janvier. On constate un léger œdème des membres inférieurs, la malade éprouve du dégoût pour les aliments. La face se décolore et semble un peu bouffie. Temp. 38°.

La malade n'a pas bougé de son lit.

1er février, La bronchite persiste. La malade présente un peu de dyspnée L'œdème des membres inférieurs augmente. Les urines renferment une quantité notable d'albumine. Temp. 37°,9.

Le 6. La malade est oppressée. Vomissements pendant la nuit. Temp. 38°,6. Les urines contiennent beaucoup d'albumine.

Le 10. La malade est manifestement atteinte d'accidents urémiques, la dyspnée est excessive, l'anasarque généralisée. La vue s'affaiblit, les vomissements sont fréquents. La température tombe à 36°,8. L'urine est toujours albumineuse.

Le 11. La malade meurt dans la matinée en proie aux mêmes accidents urémiques.

A l'*autopsie*, on trouve une ascite considérable. L'utérus revenu sur lui-même est sain ainsi que ses annexes. Les deux poumons présentent de l'œdème.

On constate, en outre, d'une façon absolument indéniable des traces d'une affection rénale déjà ancienne, accompagnée de lésions également anciennes d'autres organes.

Voici du reste les lésions trouvées à l'autopsie par M. A. Siredey, alors chef de clinique du service :

Les reins présentent un type de néphrite parenchymateuse.

Le foie est volumineux et gras.

La rate est énorme, elle présente de nombreuses adhérences anciennes.

Le cœur offre un rétrécissement mitral très prononcé. Les valvules auriculo-ventriculaires gauches sont sclérosées et parsemées de végétations sur leurs bords.

Cette observation nous montre que la maladie des reins qui, au premier abord, aurait pu passer pour récente et primitive, étant donnés les renseignements fournis par la malade, remontait au contraire à une date éloignée et se trouvait au même titre que les autres lésions sous la dépendance d'une maladie générale que nous ne pouvons préciser.

OBSERVATION XV (Extraite d'un article publié par MM. DECAUDIN et A. SIREDEY, dans les *Bulletins de la Société anatomique*, 1877).

A... 25 ans, chapelier, entre dans le service de M. Brouardel le 7 février 1877, pour une bronchite avec oppression. On ne trouve aucun signe du côté du poumon. Le malade a le teint pâle, il a des nausées continuelles, les crachats sont striés de sang, il n'existe pas d'œdème. Rien dans les urines.

Mars 1877. Les symptômes augmentent, céphalalgie, vomissements, dyspnée, Malgré l'absence d'albuminurie on pose le diagnostic d'urémie en faisant des réserves.

Le 16. Œdème des malléoles. Vomissements. Troubles visuels.

Le 31. Dyspnée excessive, léger nuage d'albumine.

Avril. L'œdème augmente. Albuminurie assez considérable.

Le 16. Délire, dyspnée ; l'œdème gagne le tronc.

Le 30. Mort du malade. Anurie complète depuis 24 heures. Trois fois la température est tombée au-dessous de 36°.

Voir les lésions trouvées à l'autopsie.

Œdème du *cerveau* et des *poumons*. Épanchement dans la poitrine et l'abdomen. Pas de tubercules.

Cœur hypertrophié.

Reins. Atrophiés, difficiles à décortiquer, consistance très dure. Substance corticale presque disparue. Sur la coupe, on note une dégénérescence graisseuse des parties qui entourent les pyramides, tranchant par leur aspect sain et violacé sur le fond dégénéré, jaune, granulo-graisseux.

On peut se demander au premier abord quel a été le point de départ de cette altération rénale.

Le malade n'a pas été soumis aux refroidissements. Il ne présente aucune trace d'alcoolisme ni de syphilis.

Mais on apprend, en faisant appel à ses souvenirs, qu'autrefois il a eu la scarlatine et la fièvre typhoïde à des époques qu'il ne peut préciser. A 12 ans, travaillant dans une imprimerie, il eût une colique de plomb. Depuis 18 ans, il est ouvrier chapelier, mais il n'a jamais eu, dit-il, à manier aucune substance métallique.

Il ne nous paraîtrait pas invraisemblable, à défaut d'autre cause de rattacher la sclérose rénale et les altérations des autres organes à une maladie générale antérieure, scarlatine ou fièvre typhoïde, ou à une intoxication causée par le plomb.

Observation XVI (personnelle)

Alexandre B..., 40 ans, peintre en bâtiments, entré le 30 mai à l'hôpital St-Antoine, salle Marjolin.

Depuis un mois environ, le malade, sans cause appréciable, sans avoir éprouvé de refroidissements a remarqué que ses paupières étaient gonflées le matin au réveil. En même temps il éprouvait une céphalalgie assez intense et des nausées continuelles. De temps en temps survenaient des vomissements alimentaires et bilieux.

A l'entrée du malade on constate en effet un œdème très prononcé des paupières, un léger œdème des membres inférieurs. La face est pâle et terreuse ; la céphalalgie est persistante, les vomissements fréquents ; il existe du myosis.

Les urines sont peu abondantes et renferment une quantité considérable d'albumine (7 grammes, par litre).

En interrogeant le malade, on apprend qu'il a eu la scarlatine à l'âge de dix ans.

A 11 ans, il devint peintre en bâtiments et, à partir de ce moment, il fut atteint fréquemment de coliques de plomb. Au cours d'une de ces attaques, à l'âge de 25 ans, on constata pour la première fois la présence de l'albumine dans ses urines. Depuis cette époque, en dehors de ses coliques de plomb cet homme ne fut jamais malade.

L'observation précédente nous montre une poussée de néphrite aiguë survenue au cours d'une néphrite chronique que nous croyons pouvoir rattacher soit à une scarlatine antérieure, soit à une intoxication saturnine, peut-être aux deux causes réunies.

Il doit arriver, dans certains cas analogues, où les antécédents du malade sont encore moins bien établis, que l'on rattache à une néphrite aiguë primitive des accidents qui, en réalité, dépendent de lésions rénales déjà anciennes se rattachant à une maladie générale et subissant à un moment donné une certaine recrudescence.

CHAPITRE III

Rôle du froid dans l'étiologie des néphrites.

Nous avons pu constater, en faisant rapidement l'historique des maladies des reins au point de vue étiologique que la néphrite « a frigore », affection toute locale, tenait une place de moins en moins importante à mesure que nous approchions de l'époque actuelle. Par contre, nous avons vu peu à peu s'accroître le nombre des maladies générales au cours desquelles on signalait la présence d'une albuminurie, indice de néphrite, et nous avons fini par observer que toutes les maladies générales pouvaient à un moment donné, s'accompagner de déterminations du côté des reins, qu'il s'agisse d'intoxications comme le saturnisme, l'alcoolisme, de diathèses comme la diathèse goutteuse, arthritique, de maladies infectieuses comme la fièvre typhoïde, la rougeole, la scarlatine, la variole, la varicelle, le choléra, la méningite cérébro-spinale, la pneumonie, la diphtérie, l'érysipèle, la dysenterie, la rage, les oreillons, l'endocardite ulcéreuse, la fièvre puerpérale, herpétique, l'amygdalite aiguë infectieuse, le pseudo-rhumatisme, le rhumatisme articulaire aigu, l'angioleucyte, l'ostéomyélite, la syphilis, la tuberculose, l'impaludisme, etc.

La néphrite primitive, « à frigore », semble donc peu à peu diminuer de fréquence et perdre le rôle capital qu'elle occupait dans l'étiologie des néphrites à mesure qu'augmente le nombre des affections au cours desquelles peut survenir l'albuminurie.

Dans un second chapitre nous avons essayé de prouver, en nous basant sur l'opinion d'un certain nombre d'auteurs et en publiant leurs observations, que plusieurs de ces maladies générales pouvaient donner lieu non plus seulement à une albuminurie passagère survenue au cours de leur évolution, mais bien encore à une albuminurie persistante et qu'elles pouvaient créer de toutes pièces une véritable néphrite chronique. Laissant de côté certaines affections à marche chronique comme la goutte, le saturnisme, l'alcoolisme dont les lésions atteignent le rein au même titre que les autres organes de l'économie et dont l'action n'est mise en doute par personne, nous nous sommes borné à étudier le rôle des maladies infectieuses dans la pathogénie des néphrites.

Au premier rang nous avons trouvé la scarlatine, quelques observations nous ont montré d'une façon probante que la néphrite scarlatineuse pouvait être de très longue durée et pouvait dans certains cas passer à l'état chronique. Les autres fièvres éruptives : variole, rougeole ont pu donner lieu également à de véritables néphrites chroniques, nous en dirons autant de la fièvre typhoïde, de la diphtérie.

La pneumonie, l'érysipèle, le rhumatisme, les amygdalites infectieuses, le choléra ont été signalés par les auteurs comme point de départ d'albuminuries persistantes : de même les septicémies. Nous avons rapporté l'observation d'oreillons citée par M. Gaucher montrant que cette maladie peut aussi donner naissance à une altération chronique des reins. Enfin la tuberculose, la syphilis, les fièvres paludéennes sont encore venues s'ajouter à la longue énumération des maladies susceptibles de créer des lésions rénales permanentes.

Dans la deuxième partie de ce même chapitre nous avons cité des observations qui nous ont été communiquées ou que nous avons pu recueillir nous-même et qui viennent encore confirmer les faits énoncés précédemment. Nous avons pu constater des albuminuries de longue durée à la suite de maladies infectieuses ; nous avons vu dans quelques cas ce passage à l'état chronique s'effectuer non pas d'une manière progressive et continue, mais à la suite d'une série d'améliorations et de rechutes bien faites pour induire en erreur et laisser croire à une maladie primitive du rein, alors qu'il s'agissait en réalité d'une affection secondaire à récidives intermittentes. Tel a été le cas de ce petit malade (obs. II), qui, après avoir présenté de l'albumine dans ses urines pendant plusieurs semaines à la suite d'une scarlatine, resta quelque temps sans en avoir, mais qui, à partir de cette époque fut sujet à de nouvelles poussées d'albuminurie accompagnées parfois d'accidents urémiques, sous l'influence d'une cause banale, comme un changement de température, ou sous l'influence d'une maladie intercurrente. Si cet enfant n'avait pas été soigneusement observé depuis le début de son affection, si on s'était trouvé en présence d'une nouvelle poussée d'albuminurie sans connaître le commencement de son histoire pathologique, la véritable cause de l'affection rénale n'aurait-elle pas été méconnue et n'aurait-on pas été amené à invoquer une néphrite primitive, une néphrite (a frigore)? Nous rappellerons encore l'observation suivante dans laquelle un jeune homme, étudiant en médecine, atteint d'albuminurie à la suite d'une scarlatine, constatait une augmentation considérable de la quantité d'albumine avec poussées congestives du côté des reins, chaque fois qu'il était exposé au moindre refroidissement et qui parfois traversait de longues périodes pendant lesquelles l'albumine était à peine appréciable dans les urines.

Dans une autre observation nous avons pu assister à l'évolution d'une néphrite au cours d'une diphtérie grave. Les symptômes dus à cette néphrite semblaient avoir disparu lorsque la malade fut atteinte d'une fièvre typhoïde qui brusquement fit réapparaître la néphrite probablement restée à l'état latent et évolua avec les allures d'une fièvre typhoïde à forme rénale. La fièvre typhoïde, les oreillons, le rhumatisme articulaire aigu, la variole, la grippe nous ont fourni des exemples de néphrites infectieuses passant à l'état chronique. Dans un cas de purpura essentiel il nous a été donné également d'assister à l'évolution d'une néphrite consécutive.

Les observations que nous avons pu recueillir, bien que n'étant pas très nombreuses, suffisent cependant pour bien nous montrer l'évolution des néphrites chroniques consécutives aux maladies infectieuses. Il est certain que le nombre de ces observations serait beaucoup plus considérable si l'attention était dirigée de ce côté et si le malade restait pendant longtemps soumis à l'examen attentif du même médecin; mais il est rare, surtout à l'hôpital, qu'on puisse suivre un malade après la guérison, en apparence complète, d'une maladie infectieuse et on n'attache que peu d'importance aux complications survenues dans le cours de cette maladie, lorsque ces complications viennent à disparaître, du moins momentanément.

Dans quelques observations nous avons pu voir une albuminurie survenue sous l'influence d'une maladie infectieuse, cesser pendant des périodes variables de quelques jours à plusieurs mois pour reparaître ensuite avec une nouvelle intensité sous l'influence d'une cause intercurrente quelconque et enfin persister, révélant ainsi une véritable néphrite chronique. Nous sommes donc amené à penser que certaines néphrites chroniques rangées dans la catégorie banale des néphrites primitives reconnaissent les mêmes origines que celles que nous avons signalées, mais faute d'avoir pu suivre la filiation des accidents, et le malade se présentant avec une recrudescence de symptômes après une longue période d'accalmie, on a été amené à considérer comme primitives des néphrites qui, en réalité, dataient de loin et étaient survenues sous l'influence d'une maladie générale.

Il existe enfin toute une classe d'affections encore mal définies, atteignant l'économie tout entière et rangées sous le nom de fièvre catarrhale, fièvre herpétique, embarras gastrique, qui peuvent présenter au cours de leur évolution une albuminurie plus ou moins abondante, indiquant que le rein participe à l'altération générale de l'organisme.

Ne sommes-nous pas autorisés à nous demander si cette albuminurie ne peut être, dans quelques cas, la première manifestation d'une néphrite qui pourra évoluer à l'état latent et devenir, après avoir subi l'influence de causes diverses, l'origine d'une véritable néphrite chronique?

Après la longue énumération de toutes les maladies générales pouvant donner lieu à des néphrites chroniques, nous pouvons conclure que le groupe des néphrites primitives, si tant est qu'il existe, doit être singulièrement restreint. Devons-nous cependant l'admettre, devons-nous reconnaître l'existence d'une néphrite primitive, « a frigore »? Tous les auteurs la mentionnent et presque tous citent le refroidissement comme la cause la plus fréquente des néphrites.

Notre excellent maître M. A. Robin a réuni un certain nombre de faits qu'il rattache à une congestion primitive du rein reconnaissant comme cause l'action du froid ; au point de vue du pronostic il y aurait quelques réserves à formuler sur « l'avenir rénal » de ces malades. M. Robin se demande si cette congestion rénale ne prédispose pas aux néphrites, si elle n'est pas sujette à récidive, si enfin elle ne crée pas dans le rein un « locus minoris résistentiæ ». Mais les faits si bien décrits et indiscutables rapportés par M Robin ne pourraient-ils pas, interprétés d'une façon un peu différente, confirmer l'opinion que nous voulons soutenir?

Dans toutes les observations, la congestion rénale primitive avait, dit M. Robin, tout à fait les allures d'une maladie générale et la première idée qui venait à l'esprit était celle d'une maladie infectieuse rappelant la fièvre typhoïde ou l'embarras gastrique fébrile. Ne pourrait-on dès lors subordonner la congestion rénale à une maladie infectieuse ne répondant pas encore à un type bien défini et déterminant une néphrite aiguë? Ce qui semblerait légitimer cette interprétation c'est que chez tous les malades l'urine renfermait de nombreux microcoques et que quelquefois les cylindres en étaient littéralement remplis. On pourrait peut-être rapprocher ces observations des néphrites bactériennes primitives décrites par MM. Cornil et Babès. Il s'agit là de maladies infectieuses semblant se localiser presque exclusivement dans les reins qui sont remplis de micro-organismes et qui deviennent le siège d'une néphrite parenchymateuse.

Dans un seul cas de congestion rénale en apparence primitive, signalé par M. A. Robin et qui se termina par la mort, l'autopsie démontra qu'il existait une néphrite diffuse ancienne. Cette néphrite, restée latente pendant un certain temps, avait sous une influence extérieure subi une poussée congestive qui tout à coup était venue entraver complètement le fonctionnement du rein en apparence normal jusque-là.

On ne saurait admettre comme cause de néphrite primitive l'action directe du froid sur le rein. Le rein en effet profondément situé, entouré d'un tissu cellulo-adipeux abondant, protégé par de puissantes masses musculaires ne semble pas susceptible de subir le contre-coup de variations atmosphériques n'influençant pas d'autres organes moins bien protégés que lui. Aussi a-t-on invoqué l'influence des réflexes; le refroidissement n'agirait sur le rein qu'à la suite d'une impression périphérique transmise d'abord au système nerveux central avant d'agir sur les nerfs vaso-moteurs de l'organe lui-même.

Mais on conçoit difficilement qu'une cause momentanée, passagère comme un refroidissement, puisse amener des altérations anatomiques assez prononcées pour créer de toutes pièces une maladie persistante, évoluant pendant de longues années et pouvant déterminer la mort du malade. Si le rein, qui reçoit momentanément une plus grande quantité de sang par suite de l'impression périphérique du froid est en parfaite intégrité, il paraît peu probable que ce trouble de circulation ne se dissipe pas rapidement alors que la cause même qui l'a produit vient à disparaître, et on ne voit pas trop comment une congestion simple et momentanée du rein pourrait déterminer une véritable néphrite. On a bien invoqué aussi l'action prolongée et persistante du froid humide.

Nous admettons volontiers que les gens qui habitent des logements malsains et humides et dont le fonctionnement de la peau est défectueux, ceux qui couchent sur la terre froide, ceux que leur métier expose au passage brusque d'une température chaude à un air froid soient prédisposés aux affections rénales, mais nous ne pensons pas que sans altération préalable du rein, le refroidissement même prolongé puisse produire les lésions de la néphrite chronique.

Nous pensons que le refroidissement agissant sur un rein déjà malade peut donner une nouvelle impulsion à la maladie déjà existante et révéler brusquement à l'état aigu, des symptômes restés latents jusque-là, de même qu'il peut être la cause occasionnelle d'accidents pulmonaires aigus chez un tuberculeux par exemple. Nous admettons aussi que par sa persistance ou par ses effets répétés il puisse aggraver la maladie et contribuer à la faire passer à l'état chronique, mais nous ne croyons pas qu'il puisse la créer de toutes pièces. Nous avons vu que les néphrites occasionnées par les maladies infectieuses pouvaient durant de longues périodes rester à l'état latent ; le rein est alors devenu le « locus minoris resistentiæ » et par cela même l'organe le plus exposé à subir le contre-coup des influences extérieures. Que le refroidissement survienne, le point faible de l'économie en ressentira tout d'abord les effets et sous l'influence de la congestion produite, des symptômes jusque-là restés inaperçus pourront brusquement se révéler à l'état aigu. Que ces poussées congestives se répètent sous l'influence de nouveaux refroidissements, les *lésions anatomiques pourront évoluer plus rapidement et les reins* finiront par devenir d'une façon tout à fait apparente, le siège d'une *véritable néphrite chronique.*

N'est-ce pas ainsi qu'il faut interpréter l'action du froid dans les observations que nous avons signalées, où des malades en apparence guéris d'une scarlatine ou d'une autre maladie infectieuse, reviennent quelques semaines ou quelques mois après avec une légère bronchite par exemple attribuée au refroidissement et une quantité considérable d'albumine dans les urines ? Ne sommes-nous pas amené à penser que dans un grand nombre de cas analogues le froid seul est invoqué pour expliquer l'origine d'une néphrite chronique parce que l'on ne connaît pas suffisamment le passé pathologique du malade et parce que ce malade se présente à l'observation au moment où une cause accidentelle est venue faire éclater les accidents ?

Il est parfois bien difficile de connaître d'une façon précise le passé pathologique d'un malade ; en admettant qu'il signale dans ses antécédents une maladie infectieuse, il ne peut guère donner de détails sur les symptômes qu'il a présentés ni sur l'état de ses urines ; en tous cas, une fois la convalescence établie, il n'a plus pris soin de faire examiner ses urines, il n'a même pas remarqué pendant une longue période de santé apparente de légers symptômes qui n'ont pas été suffisants pour interrompre son travail, et lorsque ce malade entre à l'hôpital avec des signes de néphrite aiguë, cette néphrite aiguë passe pour primitive, pour une « néphrite a frigore ».

Dans d'autres cas le froid ne sera plus seul en cause, mais c'est une maladie intercurrente qui viendra pour ainsi dire donner un coup de fouet à l'affection rénale et contribuer à son passage à l'état chronique. Nous rappellerons à ce propos l'observation de cette femme entrée à l'hôpital pour une diphtérie avec albuminurie intense et prolongée, puis rentrant de nouveau avec une fièvre typhoïde à forme rénale. Il est bien évident que les lésions rénales créées par la diphtérie et qui étaient encore en train d'évoluer se sont accentuées sous l'influence de la fièvre typhoïde et ont eu par là même une tendance plus grande à passer à l'état chronique.

Ce passage à l'état chronique se fera d'autant plus facilement que le nombre des affections pouvant retentir sur le rein, devenu le point faible de l'économie, sera plus considérable.

Notons enfin que dans une ou deux observations dans lesquelles la néphrite chronique semblait tout à fait primitive, nous avons vu qu'il existait à l'autopsie des altérations anciennes des reins et des autres organes démontrant clairement l'existence de maladies générales antérieures.

M. le Dr Landouzy a depuis longtemps fixé l'attention sur les déterminations secondaires à échéances éloignées d'une maladie antérieure. Nous l'avons plusieurs fois entendu, en présence d'un malade atteint d'une affection cardiaque par exemple, et n'ayant pour tout passé pathologique qu'une fièvre typhoïde, se demander si cette dothiénentérie n'était pas la véritable cause de la lésion du cœur.

MM. Landouzy et A. Siredey ont du reste publié dans la *Revue de médecine* (1885 et 1887) un travail sur les cardiopathies typhoïdiques ; ils montrent les relations qui peuvent exister entre la dothiénentérie et certaines myocardites.

Par suite d'endartérite il peut se produire une sclérose interstitielle, une lésion dégénérative du muscle cardiaque et cette myocardite une fois constituée peut évoluer pendant plusieurs années pour ainsi dire à l'état latent, avec une apparence de santé parfaite à moins qu'une cause intercurrente quelconque, une nouvelle maladie infectieuse par exemple, ne vienne accélérer la marche des lésions. MM. Landouzy et A. Siredey au cours du même travail signalent quelques malades qui présentent encore plusieurs années après la guérison en apparence complète de leur fièvre typhoïde, des signes très nets de lésions cardiaques sur l'avenir desquelles il faut faire les plus grandes réserves. « Lorsque les accidents, disent-ils, évoluent successivement chez un même sujet sous les yeux de l'observateur il est facile de dégager l'enchaînement des symptômes, mais le plus habituellement ces divers épisodes de la maladie sont séparés par des entr'actes plus ou moins longs, et comme il est assez rare qu'un même médecin puisse observer des mois et des années les malades porteurs d'une telle affection, il s'ensuit que la filiation étiologique et pathogénique de maintes infirmités est perdue, il s'ensuit des erreurs d'interprétation, il s'ensuit qu'on ne songe pas à incriminer la fièvre typhoïde. »

Cette endartérite constatée dans les vaisseaux du myocarde pendant la fièvre typhoïde peut se retrouver, nous l'avons vu, dans le tissu rénal, au cours des maladies infectieuses ; elle peut également être le point de départ d'une sclérose interstitielle.

Dans la *Revue de médecine*, 1886, M. A. Siredey a publié un mémoire sur les altérations du foie dans les maladies infectieuses ; « les altérations du foie dans les maladies infectieuses, dit-il, ne sont pas limitées à de simples lésions dégénératives des cellules hépatiques, elles intéressent à la fois les cellules et le tissu interstitiel, constituant une véritable hépatite diffuse aiguë d'intensité variable. Ces altérations ne diffèrent pas des autres manifestations habituelles des maladies infectieuses. Elles peuvent comme celles-ci donner lieu à des complications immédiates dont la gravité est proportionnée à l'intensité et à la généralisation des lésions cellulaires ; elles peuvent entraîner des complications tardives à longue échéance en contribuant aux divers processus de sclérose qui atteignent la glande hépatique ».

Il nous semble logique d'admettre que les lésions rénales si fréquentes au cours des maladies infectieuses, puisque le rein livre passage aux micro-organismes et à leurs produits solubles, peuvent dans certains cas suivre la même évolution que les lésions du cœur et du foie et persister longtemps après la disparition de la maladie qui les a engendrées.

Cette opinion actuellement admise pour les néphrites qui se développent à la suite de la scarlatine, nous semble devoir être acceptée lorsqu'il s'agit de néphrites survenues à la suite de toute autre maladie infectieuse, les lésions anatomiques se trouvant être les mêmes.

Ces lésions peuvent rester longtemps silencieuses, ne donner lieu à aucun symptôme, mais le rein est devenu « locus minoris resistentiæ » et il suffira d'une cause intercurrente quelconque, d'un refroidissement, pour réveiller la lésion et produire des accidents aigus. Il en sera de même d'un cœur, atteint de myocardite, je suppose, qui pourra à l'occasion d'une bronchite ou d'une fatigue exagérée donner lieu à une attaque d'asystolie.

Telle est sans doute l'origine d'un grand nombre de néphrites chroniques qui, à un moment donné, peuvent passer pour des néphrites primitives (a frigore).

CONCLUSIONS

La néphrite albumineuse chronique reconnait comme cause dans le plus grand nombre des cas une maladie générale antérieure et ne doit pas être considérée comme une maladie locale et primitive.

Le froid dont on semble avoir beaucoup exagéré l'importance ne joue peut-être qu'un rôle accessoire en venant mettre en relief des lésions restées à l'état latent.

INDEX BIBLIOGRAPHIQUE

Labadie-Lagrave. — *Urologie clin. et maladies des reins*, 1888.
Lecorché et **Talamon.** *Traité de l'albuminurie et du mal de Bright*, 1888.
Lecorché. — *Maladies des reins*, 1875.
Bright. — *Reports of medical cases*, 1827.
Rayer. — *Traité des maladies des reins*, 1840.
Rosenstein. — *Traités des maladies des reins*, 1874 (traduction française).
Lancereaux. — Art. Rein. *Dict. Dechambre.*
Kelsch et **Kiener.** — Altérations paludéennes du rein. *Arch. phys.*, 1882.
A. Robin. — *Leçons de clinique et thérapeut. médicale.* Paris, 1887.
Laveran. — Des hématoz. du paludisme. *Arch. de méd. exp.*, janvier 1890.
Bartels. — *Maladies des reins*, 1884 (traduction française).
Bouchard. — Des néphrites infectieuses. *Revue de médecine*, 1881.
Barette. — *Des néphr. infect. chirurg.* Th. d'agrég., 1886.
Gaucher. — *Pathogénie des néphrites.* Th. d'agrég., 1886.
Cornil et **Babès.** — *Les bactéries*, 1890.
Cornil. — *Des néphrites.* Th. d'agrég., 1869.
Rendu. — *Des néphrites chroniques.* Th. d'agrég., 1878.
Brault. — *Contribution à l'étude des néphrites.* Th. Paris, 1881.
Landouzy et **A. Siredey.** — Artérite typhoïdique. *Revue de méd.*, 1885.
— Cardiopathies typh. *Revue de méd.*, 1887.
Ollivier. — Albuminurie saturnine. *Arch. de méd.*, 1863.
Berlioz. — *Passage des bactéries dans l'urine.* Th. Paris, 1887.
Coffin. — *Étude sur le rein des tuberculeux.* Th. Paris, 1890.
Caussade. — *De la néphrite pneumonique.* Th. Paris, 1890.
Roux et **Yersin.** — *Annales de l'Institut Pasteur*, janvier 1889.
Hutinel. — Néphrites scarlatineuses. *Bull. méd.*, mai 1890.
Cornil et **Brault.** — *Pathologie du rein*, 1884.
Mauriac. — Syphilose des reins. *Arch. de méd.*, 1886.
Sanné. — Art. Scarlatine. *Dict. Dechambre.*
Balzer et **Dubreuilh.** — Art. Variole. *Dict. Jaccoud.*
Petit. — *Néphr. de la fièvre typh.* Th. Lyon, 1881.
Hardy. — *Union médicale*, 1877.
Legroux et **Hanot.** *Arch. de méd.*, 1876.
Cadet de Gassicourt. — *Leçons cliniques sur les maladies de l'enfance.*
D'Espine et **Picot.** — *Maladies de l'enfance.*
Barthélemy. — *Recherches sur la variole.* Th. Paris, 1880.

Denucé. — Th. Bordeaux 1885.
Leyden. — *Semaine médicale*, 26 février 1890.
L. Colin. — Rapport des oreillons avec les fièvres éruptives. *Union médicale*, 1876.
Renard. — Note sur l'albuminurie et les oreillons. *Arch. de méd milit.*, sept. 1885.
Potain. — *Semaine médicale*, novembre 1887.
Gueneau de Mussy. — *Cliniques médicales*, tome III.
Gilles. — Thèse Paris, 1886.

IMPRIMERIE LEMALE ET Cie, HAVRE

www.ingramcontent.com/pod-product-compliance
Lightning Source LLC
LaVergne TN
LVHW020039170826
845678LV00001B/328
9782329694320